ISSN 0365-6470

ABHANDLUNGEN DER SÄCHSISCHEN AKADEMIE
DER WISSENSCHAFTEN ZU LEIPZIG

Mathematisch-naturwissenschaftliche Klasse
Band 55 · Heft 2

WILHELM OELSSNER

COMPUTERTOMOGRAPHIE
EINE ÜBERSICHT

AKADEMIE-VERLAG · BERLIN
1983

ABHANDLUNGEN DER SÄCHSISCHEN AKADEMIE DER WISSENSCHAFTEN ZU LEIPZIG

Mathematisch-naturwissenschaftliche Klasse

Band 49

Heft 1 Dr. ERNST-GERHARD MAHN, **Vegetationsaufbau und Standortverhältnisse der kontinental beeinflußten Xerothermrasengesellschaften Mitteldeutschlands**
1965. 138 Seiten — 24 Abbildungen, davon 20 auf 8 Kunstdrucktafeln — 37 Tabellen
4° — M 30,60

Heft 2 Prof. Dr.-Ing. Dr. h. c. KURT SCHWABE, **Elektroenergie und Brennstoffelemente**
1966. 19 Seiten — 13 Abbildungen — 8 Tabellen — 4° — M 4,20

Heft 3 Prof. Dr. Dr. h. c. MAXIMILIAN KLINKOWSKI, **Die Phytoalexin-Theorie von K. O. Müller**
1966. 23 Seiten — 15 Abbildungen — 4° — M 3,70

Heft 4 FELIX LAMPADIUS und DANKWARD BOCKMANN, **Erfahrungen zur Abwehr von chronischen Rauchschäden mit waldbaulichen Mitteln im westsächsischen Hügelland**
1967. 20 Seiten — 9 Abbildungen auf 4 Kunstdrucktafeln — 11 Tabellen — 4° — M 3,50

Heft 5 **Internationales Symposium Brennstoffelemente, Dresden, 29. 3.—1. 4. 1967**
Herausgegeben von Prof. Dr.-Ing. Dr. h. c. KURT SCHWABE unter Mitarbeit von Dr. E. WINKLER
1968. 366 Seiten — 228 Abbildungen — 40 Tabellen — 4° — M 48,—

Band 50

Heft 1 Prof. Dr. PETER FRIEDRICH MATZEN, **Probleme der operativen Skoliosenbehandlung**
1968. 26 Seiten — 29 Abbildungen — 4° — M 9,50

Heft 2 Dr. OSKAR INTRAU, **Kompositionstafeln quaternärer quadratischer Formen**
1970. XXIV, 121 Seiten — 4° — M 16,20

Heft 3 FELIX LAMPADIUS, **Der Burkhardtswald bei Aue als klassisches Beispiel waldbaulicher Rauchschadenabwehr**
1969. 24 Seiten — 1 Faltkarte — 6 Tabellen — 4° — M 4,50

Heft 4 Dr. habil. GÜNTER SACHSE, **Die Reinigung radioaktiv kontaminierter Abwässer durch Kontaktenthärtung und Ionenaustausch**
1971. 132 Seiten — 91 Abbildungen, davon 60 auf 23 Kunstdrucktafeln — 67 Tabellen
4° — M 26,—

Band 51

Heft 1 **Beiträge zur Chemie und Technologie der Brennstoffe**
Gedenkschrift für Prof. Dr. techn. habil. ANTON LISSNER
Herausgegeben von Prof. Dr.-Ing. Dr.-Ing. eh. ERICH RAMMLER
1971. 146 Seiten — 1 Titelbild — 57 Textabbildungen, davon 6 auf 3 Tafeln — 35 Tabellen — 4° — M 26,—

Heft 2 Dr. GÜNTER HERRMANN, **Beiträge zur Bestimmung von Schwefeldioxid in der Atmosphäre und Herstellung von Schwefeldioxid-Luft-Gemischen**
1971. 179 Seiten — 74 Abbildungen, davon 13 auf 10 Kunstdrucktafeln — 41 Tabellen
4° — M 29,—

ISSN 0365 - 6470

ABHANDLUNGEN DER SÄCHSISCHEN AKADEMIE
DER WISSENSCHAFTEN ZU LEIPZIG

Mathematisch-naturwissenschaftliche Klasse
Band 55 · Heft 2

WILHELM OELSSNER

COMPUTERTOMOGRAPHIE
EINE ÜBERSICHT

Mit 41 Abbildungen

AKADEMIE-VERLAG · BERLIN

1983

Vorgetragen in der Sitzung am 21. November 1980
Manuskript eingereicht am 21. Juli 1981
Druckfertig erklärt am 3. Dezember 1982

Erschienen im Akademie-Verlag, DDR - 1086 Berlin, Leipziger Straße 3—4

Lizenznummer: 202 · 100/499/83
Gesamtherstellung: VEB Druckhaus „Maxim Gorki", 7400 Altenburg
Bestellnummer: 763 200 5 · (2025/55/2) · LSV 2075
Printed in GDR
DDR 7,50 M

Die Untersuchung des menschlichen Körpers mit Röntgenstrahlen geht auf Wilhelm Conrad RÖNTGEN selbst zurück. In seiner berühmten ersten Mitteilung „Über eine neue Art von Strahlen“ vom 28. Dezember 1895 heißt es u. a.:

> „...
> Hält man eine Hand zwischen den Entladungsapparat und den Schirm (gemeint ist der Leuchtschirm), so sieht man die dunkleren Schatten der Handknochen in dem nur wenig dunklen Schatten der Hand
> ...“

und einige Zeilen weiter:

> „...
> Von besonderer Bedeutung in mancher Hinsicht ist die Thatsache, daß photographische Trockenplatten sich als empfindlich für die X-Strahlen erwiesen haben. Man ist im Stande, manche Erscheinung zu fixieren, wodurch Täuschungen leichter ausgeschlossen werden
> ...“

Damit hat RÖNTGEN, der 1901 für seine Entdeckung den ersten Nobelpreis für Physik erhielt, in genialer Vorausschau das bis heute gültige Prinzip der konventionellen Röntgenuntersuchung umrissen. Dieses besteht darin, daß die unterschiedliche Strahlendurchlässigkeit bzw. das unterschiedliche Strahlenschwächungsvermögen menschlicher Gewebe genutzt wird, um Strukturen des Körperinneren als Schattenbilder sichtbar zu machen. Weiterhin hat er die beiden wichtigsten Untersuchungsverfahren, die Durchleuchtung und die Aufnahme, beschrieben und erkannt, daß die erstere nur einen subjektiven Charakter, die letztere jedoch dokumentarische Bedeutung besitzt.

Für die Entstehung des konventionellen Röntgenbildes ist entscheidend, daß die im Strahlenkegel liegenden Objektdetails die hindurchgehende Strahlung umso mehr schwächen, je dichter und je dicker sie sind und je höher ihre mittlere Ordnungszahl ist. Die Strahlung weist deshalb hinter einem uneinheitlich aufgebauten Objekt eine uneinheitliche Intensität auf. Man spricht vom Strahlenrelief oder vom unsichtbaren Strahlenbild (s. Abb. 1). Dieses wird von einem Bildwandler, im einfachsten Falle vom Leuchtschirm oder von der photographischen Schicht in eine sichtbare Leuchtdichte- oder Schwärzungsverteilung und damit in ein Röntgenbild umgewandelt.

Eine gute Technik vorausgesetzt, besitzt das Leuchtschirmbild ein mäßiges räumliches Auflösungsvermögen von 2 bis 4 Lp/mm (Linienpaare/mm) und die meistens unter Verwendung eines Films angefertigte Röntgenaufnahme ein hohes Auflösungsvermögen von 8 bis 10 Lp/mm. Die Aufnahme vermag daher auch kleine Details scharf abzubilden. Trotzdem ist die Erkennbarkeit vieler Strukturen unbefriedigend. Dafür sind vornehmlich zwei Gründe maßgebend.

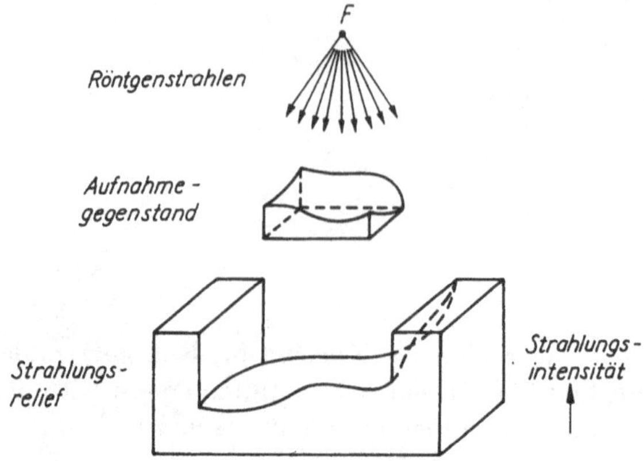

Abb. 1. Prinzip des Strahlenreliefs (nach EGGERT und SCHINZ)

1. Grund: Alle kalk- und luftfreien Körpergewebe sowie alle Körperflüssigkeiten haben eine Dichte, die nur wenig von 1 abweicht. Sie bestehen im wesentlichen aus Kohlenstoff, Wasserstoff, Sauerstoff und Stickstoff. Ihr Strahlenschwächungsvermögen, ausgedrückt durch ihren Schwächungskoeffizienten, weist deshalb nur geringe Unterschiede auf, die von dem verhältnismäßig wenig strahlenempfindlichen Film kaum oder überhaupt nicht sichtbar gemacht werden. Eine Ausnahme macht lediglich das Fettgewebe, das wegen seiner Dichte um 0,9 gelegentlich von anderen Weichgeweben abgegrenzt werden kann. Im Gegensatz zu ihrem hohen räumlichen Auflösungsvermögen besitzt daher die Röntgenaufnahme nur ein niedriges Dichteauflösungsvermögen. Letzteres gilt auch für das Leuchtschirmbild.

2. Grund: Bei der Entstehung des konventionellen Röntgenbildes wird ein räumliches, also dreidimensionales Objekt auf eine zweidimensionale Fläche projiziert. Dabei fallen die Schatten hintereinander liegender Strukturen aufeinander, überschneiden und summieren sich, so daß die Abgrenzbarkeit von Schattenfiguren beeinträchtigt und ihre Erkennbarkeit sowie Zuordnung zu Objektdetails erschwert wird (s. Abb. 2). Dieser Summationseffekt wirkt sich besonders dann nachteilig aus, wenn Strukturen mit gering unterschiedlichen Schwächungskoeffizienten im Strahlengang hintereinander liegen.

Als Folge der geringen Dichteauflösung und der Schattensummation lassen sich die

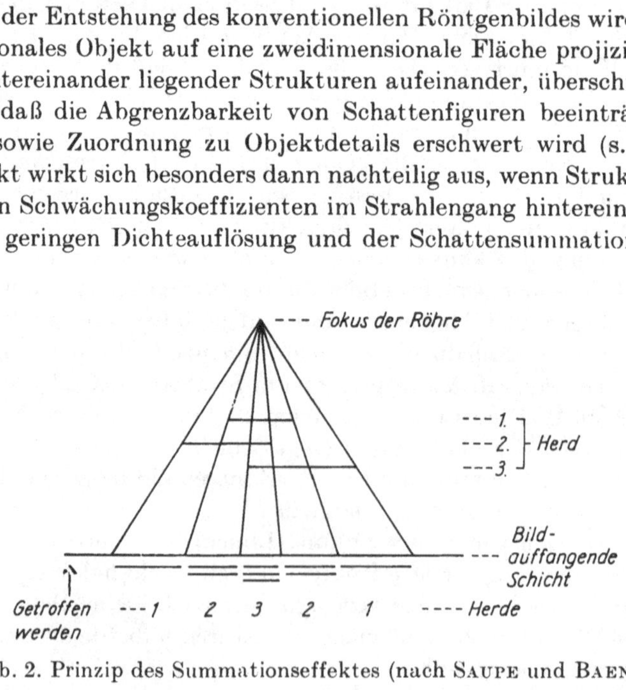

Abb. 2. Prinzip des Summationseffektes (nach SAUPE und BAENSCH)

luft- und kalkfreien Weichgewebe, der Knorpel und die Körperflüssigkeiten in der Regel nicht voneinander abgrenzen. Ein bekanntes Beispiel für die daraus resultierenden engen Grenzen der konventionellen Röntgenaufnahme ist das Übersichtsbild des Brustkorbes (siehe Abbildung 3). Im Mittelschatten gehen die Schatten der Wirbelsäule, der Speiseröhre, der großen Gefäße, des Herzens, zahlreicher Lymphknoten und des Brustbeines unter. Das Blut in der Herzkammer kann nicht von der Herzmuskulatur unterschieden werden. Außer Randkonturen sind kaum Einzelheiten zu erkennen. In

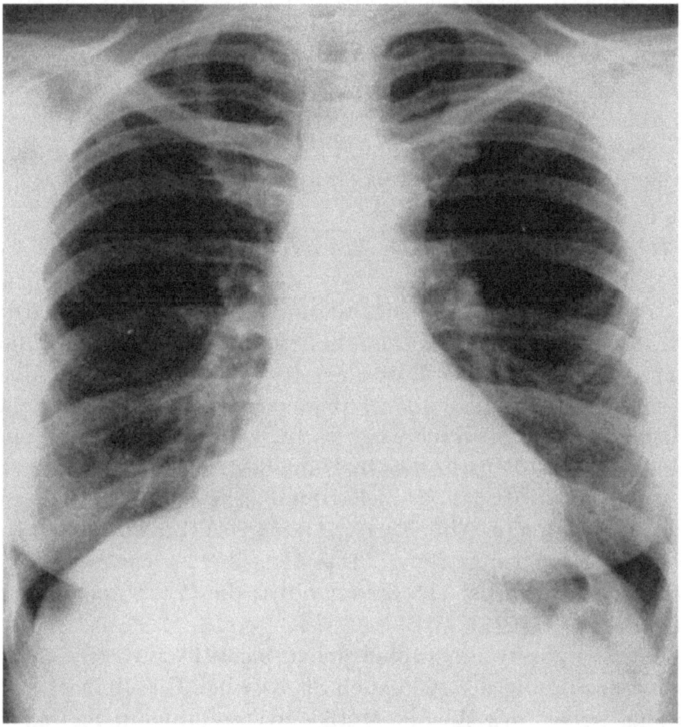

Abb. 3. Röntgen-Übersichtsaufnahme des Brustkorbes

der lufthaltigen und daher stark strahlendurchlässigen Lunge heben sich dagegen die blutgefüllten Lungengefäße als Lungenzeichnung deutlich ab. Auch können die sich überkreuzenden Schatten der knöchernen Rippenanteile deutlich abgegrenzt werden, während die kalkfreien knorpeligen Rippenanteile nicht sichtbar sind.

Um der mangelnden Unterscheidbarkeit der Weichgewebe und Körperflüssigkeiten zu begegnen, bedient man sich der Röntgenkontrastmittel. Diese erlauben aufgrund ihres hohen oder geringen Strahlenschwächungsvermögens u. a. die Darstellung des Lumens von Hohlorganen oder von Geweben, die Kontrastmittel anreichern. Bekannte Kontrastmittelanwendungen sind u. a. die Untersuchung des Verdauungskanals mit Bariumsulfat oder der Hirnkammern mit Luft.

Der Abschwächung des Summationseffektes dient die Röntgenschichtuntersuchung oder Tomographie. Um eine Schicht parallel zur Körperlängsachse scharf abzubilden, werden die Schatten davor und dahinter liegender Details durch Verwischung weitgehend unsichtbar gemacht. Dazu werden bekanntlich der Film und die Röntgenröhre während der Exposition unter Schwenkung des Zentralstrahles um einen Drehpunkt so gegeneinander bewegt, daß sich dieser in der Ebene der darzustellenden Schicht befindet. Die Wirksamkeit dieses Prinzips zeigt der Vergleich einer sagittalen Schädelübersichtsaufnahme (s. Abb. 4) mit einer Schichtaufnahme der Schädelbasis im gleichen Strahlengang (s. Abb. 5). Während die Übersichtsaufnahme durch eine verwirrende Vielzahl aufeinander projizierter Details eine Zuordnung der Schattenfiguren zu anatomischen Strukturen erschwert und eine Beurteilung der mittleren Schädelgrube kaum zuläßt, zeigt die Schichtaufnahme deutlich die obersten Halswirbel und die Felsenbeinpyramiden. Dabei erkennt man an den Pyramidenspitzen, rechts ausgeprägter als links, einen Verlust an knöcherner Substanz als Folge eines Zerstörungsprozesses. Man sieht aber auch, daß die weitgehend isolierte Darstellung einer Schicht die Herstellung topographischer Beziehungen erschwert und daß keine Verbesserung der Dichteauflösung eintritt. Die Weichgewebe des Schädelinneren einschließlich der mit Liquor gefüllten Hohlräume bleiben unsichtbar.

Seit etwa 30 Jahren kann man mittels Transversaltomographie auch Schichtaufnahmen quer zur Körperlängsachse herstellen. Dazu wird der abzubildende Körperquerschnitt des stehenden Patienten schräg durchstrahlt und der Film im Zentralstrahl quer zur Körperlängsachse angeordnet. Dreht man nun den Patienten und den Film während der Exposition gleichsinnig mit gleicher Winkelgeschwindigkeit um vertikale Achsen, dann wird nur die interessierende Schicht scharf abgebildet (s. Abb. 6). Die Schatten darüber und darunter liegender Details werden verwischt. — Ein auf diese Weise gewonnenes Transversaltomogramm des Brustkorbes in Höhe des Aortenbogens aus dem Jahr 1955 zeigt, daß sich so nur von kräftigen Störschatten überlagerte Bilder mit geringer Detailerkennbarkeit erzielen lassen (s. Abb. 7). Die Transversaltomographie hat deshalb keine größere diagnostische Bedeutung erlangt. Das Ziel, überlagerungsfreie Bilder von Körperquerschnitten zu gewinnen, ist erst später durch die Computertomographie erreicht worden.

Die Wurzeln der Computertomographie gehen bis 1917 zurück. Am 30. April dieses Jahres wurde in einer Sitzung der Königlich Sächsischen Gesellschaft der Wissenschaften zu Leipzig eine Arbeit des Wiener Mathematikers Johann RADON zur Veröffentlichung in den Verhandlungsberichten angenommen, in der erstmalig die Berechnung zweidimensionaler Funktionen und damit die Rekonstruktion zweidimensionaler Objekte aus einer Vielzahl ihrer eindimensionalen Projektionen beschrieben wird. — Das gleiche Prinzip wurde 1963 von dem amerikanischen klinischen Strahlenphysiker Allan M. CORMACK angewandt. Im Streben, die Schwächung eines Strahlenbündels im Körperinneren zu berechnen, fand er einen Algorithmus, mit dem man die Schwächungskoeffizienten der Strukturelemente einer Objektschicht ermitteln und diese Schicht rekonstruieren kann, wenn man sie mit einem dünnen Strahlenbündel in der Schichtebene aus vielen Richtungen durchstrahlt und dessen jeweilige Schwächung mißt, also viele eindimensionale Projektionen gewinnt. Die prinzipielle Brauchbarkeit dieses Algorithmus konnte CORMACK durch einen Modellversuch mit einer Gammastrahlenquelle beweisen.

Ohne die Arbeiten von RADON oder CORMACK zu kennen, beschäftigte sich der Engländer Godfrey Newbold HOUNSFIELD seit 1967 mit Methoden zur Erkennung, Speicherung und Wiedergabe von Bildinformationen. Gestützt auf eine Arbeit von OLDEN-

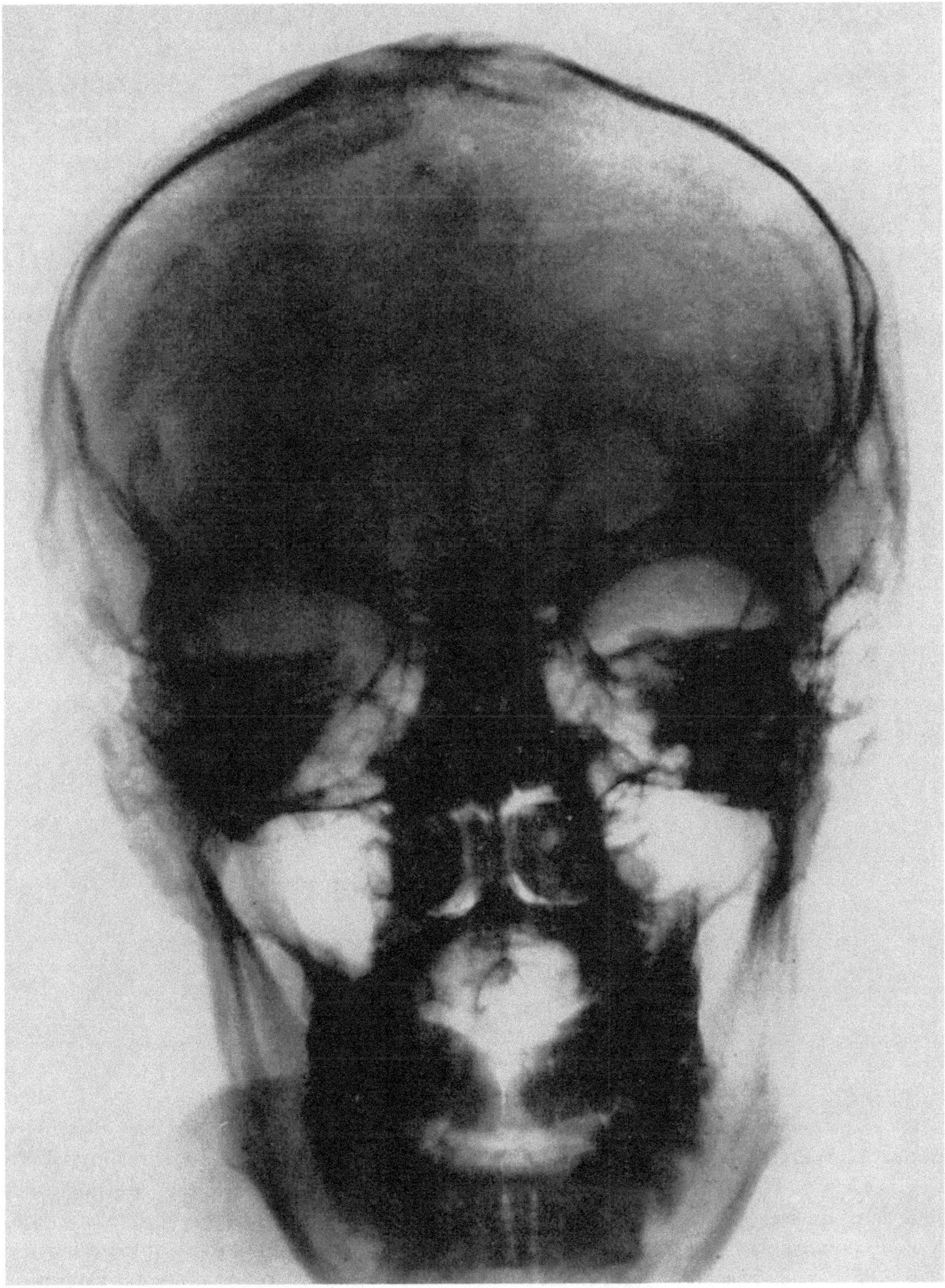

Abb. 4. Sagittale Schädelübersichtsaufnahme

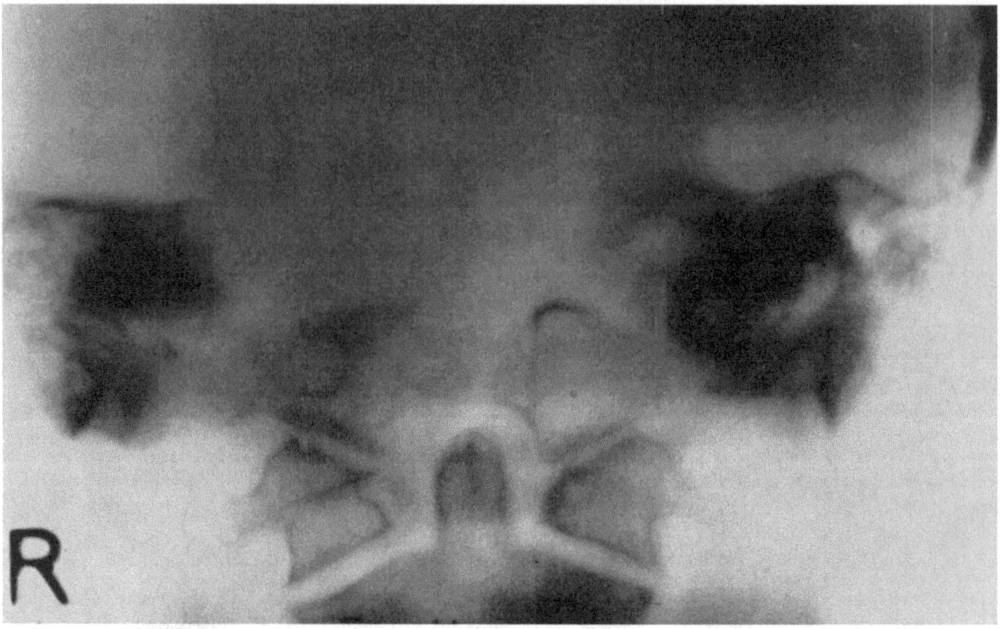

Abb. 5. Sagittale Schichtaufnahme der Basis des in Abb. 4 wiedergegebenen Schädels

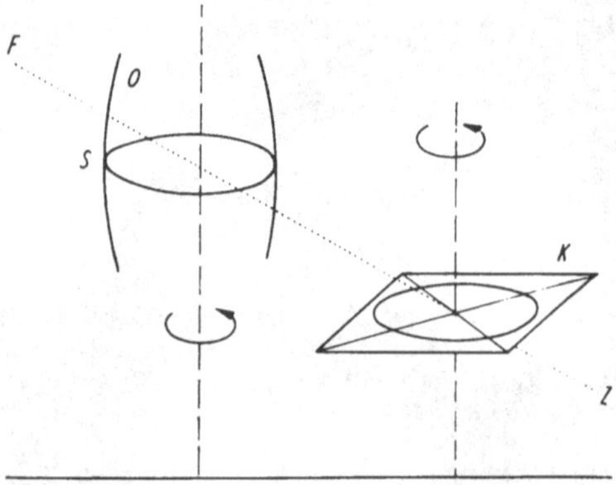

Abb. 6. Prinzip der Transversaltomographie (nach EGGERT)

DORF, fand er eine Methode, um aus den gemessenen Schwächungen vieler durch eine dünne Körperschicht hindurch geleiteter schmaler Strahlenbündel Querschnittsbilder rechnerisch zu rekonstruieren. Er erkannte weiterhin, daß es mit dieser Methode möglich sein müsse, sehr geringe Schwächungsdifferenzen zu erfassen und abzubilden. Modellversuche fielen sehr ermutigend aus. HOUNSFIELD erhielt daraufhin die Unterstützung des Britischen Gesundheitsministeriums und baute den ersten Computertomographen, mit dem James AMBROSE am 4. Oktober 1971 im Atkinson Morley's Hospital in London den ersten Patienten untersuchte.

Dieser Computertomograph benutzte ein schmales, auf einen hochempfindlichen Detektor gerichtetes Strahlenbündel, dessen Intensität während einer Translations-

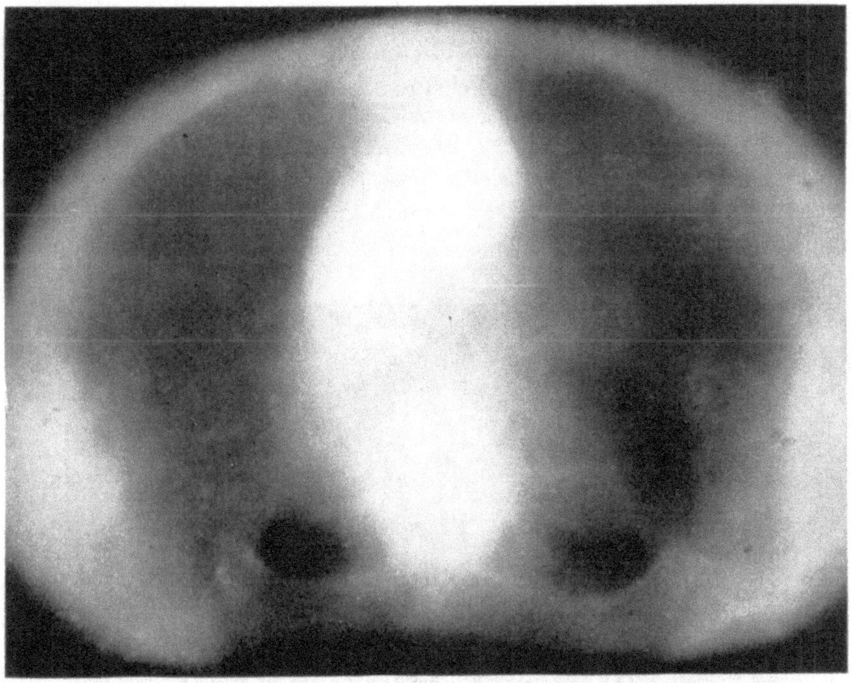

Abb. 7. Historisches Transversaltomogramm des Brustkorbes in Höhe des Aortenbogens

bewegung hinter dem Untersuchungsobjekt fortlaufend gemessen wurde, so daß ein Schwächungsprofil der durchstrahlten dünnen Schicht entstand. Über einen Analog-Digital-Wandler wurde dieses Profil als eine Vielzahl digitaler Werte im Rechner gespeichert. Nach Drehung des starr gekoppelten Röhren-Detektorsystems um jeweils 1° wiederholte sich dieser Vorgang, bis eine Gesamtdrehung von 180° erreicht war und digitalisierte Schwächungsprofile von 180 Projektionen vorlagen (s. Abb. 8). Anschlie-

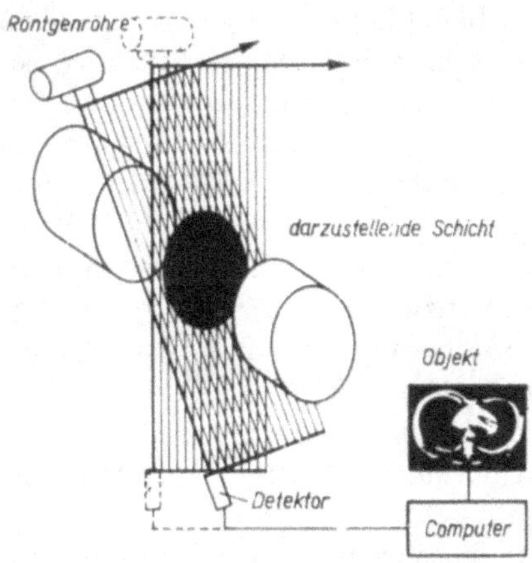

Abb. 8. Prinzip der Abtastung bei einem Computertomographen der 1. Generation (nach BUCHMANN)

ßend wurden die Schwächungskoeffizienten quaderförmiger Teilvolumina, die sich aus einer Rasterung der durchstrahlten Schicht ergaben, mit der Methode der algebraischen Iteration errechnet. Ihre Darstellung erfolgte als Grauwerte eines überlagerungsfreien Querschnittsbildes auf dem Leuchtschirm eines Fernsehmonitors. Dabei bildeten die quadratischen Grundflächen der Teilvolumina die Bildelemente einer Bildmatrix (s. Abb. 9). Diese Bildelemente, englisch picture elements, haben später die Kurzbezeichnung „Pixel" und die zugehörigen Teilvolumina, also die Volumenelemente, die Kurzbezeichnung „Voxel" erhalten.

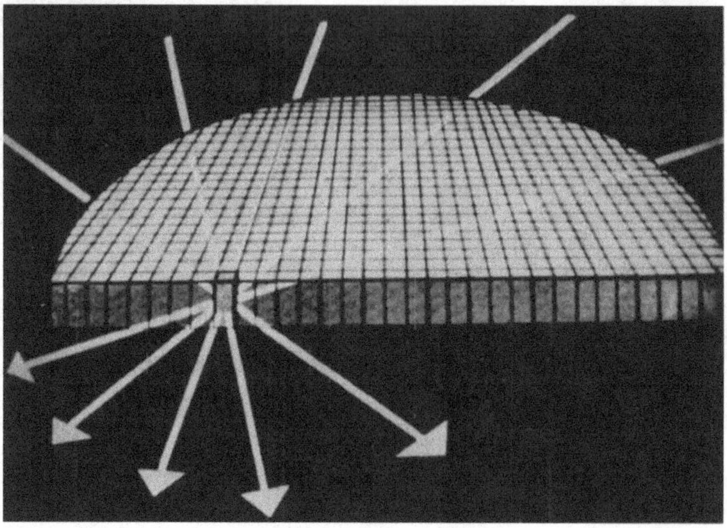

Abb. 9. Schema der Bildmatrix, Pixel und Voxel des Computertomogramms (nach LISSNER und SCHWARZ)

Die Dauer von Messung und Rechnung betrug je 5 min. Bereits die ersten Untersuchungen mit dem nur für Schädeldiagnostik geeigneten Gerät ergaben aussagekräftige Querschnittsbilder mit einer sehr hohen Dichteauflösung, so daß Strukturen des Schädelinneren ohne Kontrastmittel erkannt werden konnten. Damit war bewiesen, daß die Computertomographie der Röntgendiagnostik nicht nur die dritte Ebene im Raum erschließt, sondern durch ihr hohes Dichteauflösungsvermögen und das Fehlen einer Schattensummation auch Bilder einer neuen Qualität liefert, die mit keiner anderen Methode erzeugt werden können. Dazu kam als weiterer großer Gewinn die Möglichkeit, aus den Schwächungskoeffizienten Dichtewerte der abgebildeten Strukturen abzuleiten und mit ihrer Hilfe eine quantitative Bildauswertung zu betreiben.

Für ihre Verdienste um die Entwicklung der Computertomographie, die wiederholt als der größte Fortschritt der Röntgendiagnostik seit der Entdeckung der Röntgenstrahlen eingeschätzt worden ist, erhielten CORMACK und HOUNSFIELD 1979 den Nobelpreis für Medizin und Physiologie.

Anschließend an die erste Beschreibung der Computertomographie auf dem Jahreskongreß des British Institute of Radiology am 19. April 1972 sowie an die ersten Publikationen von HOUNSFIELD und von AMBROSE 1973 setzte eine geradezu fieberhafte

Bearbeitung der Probleme der Computertomographie ein. Besondere Bemühungen galten der Verkürzung der Meß- und Rechenzeit sowie der Erhöhung der Bildqualität.

Bei der zweiten Generation der wegen ihrer Abtastfunktion auch Scanner genannten Computertomographen werden 3 bis 30 in der Schichtebene ausgeblendete schmale Strahlenbündel und ebenso viele starr mit der Röhre gekoppelte Detektoren benutzt. Die Bewegung des Röhre-Detektorsystems erfolgt ebenfalls nach dem Translations-Rotationsprinzip. Da bei einer Translationsbewegung gleichzeitig 3 bis 30 Schwächungsprofile anfallen, kommt man mit entsprechend weniger, dafür jedoch größeren Rotationsschritten aus, um eine genügende Zahl von Meßwerten zu erhalten (s. Abb. 10). Die Meß- oder Abtastzeit ist entsprechend kürzer und beträgt je nach Strahlenbündel- und Detektorenzahl 150 bis 20 s.

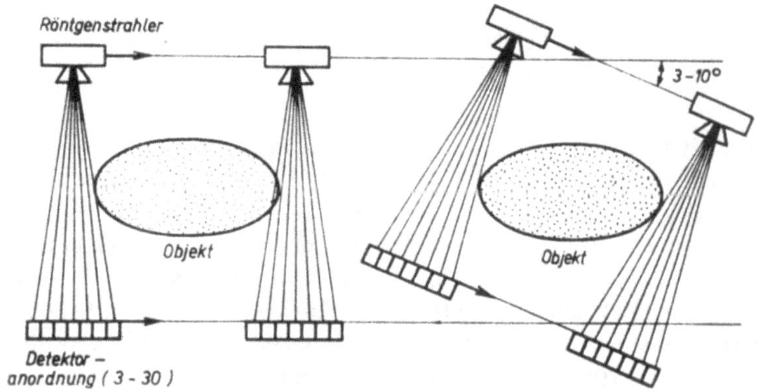

Abb. 10. Prinzip der Abtastung bei einem Computertomographen der 2. Generation (nach ANGERSTEIN und Mitarb.)

Bei der dritten Generation der Computertomographen wird ein fächerförmiges Strahlenbündel ausgeblendet, das die ganze zu untersuchende Schicht auf einmal durchstrahlt, wobei die Röntgenröhre eine 360°-Drehung ausführt. Die Messung erfolgt entweder mit 250 bis 1000 gleichsinnig rotierenden Detektoren oder mit 600 bis 1200 stationären, rings um die Patienten herum angeordneten Detektoren, die nacheinander vom Strahlenfächer getroffen werden (s. Abb. 11). Im ersteren Fall wird mit intermittierender Strahlung, und zwar mit Strahlenblitzen von 1 bis 3 ms Dauer gearbeitet, im letzteren Fall mit kontinuierlicher Strahlung. Die Zahl der Profile entspricht bei rotierenden Detektoren der Zahl der Strahlenblitze je Umlauf bzw. der Zahl der Detektoren im stehenden Detektorkranz. Durch die Einsparung der Translationsbewegung und wegen der großen Zahl der Detektoren dauert die Messung beim Rotationsscanner je nach Bauart, Hersteller und Meßprogramm nur 10 s bis 1 s, also etwa ebenso lange wie die Belichtung bei der herkömmlichen Schichtaufnahme.

Die Verkürzung der Meßzeit ist u. a. deshalb wichtig, weil jede Verlagerung eines Objektdetails, also z. B. jede Organbewegung während des Abtastvorganges die Bildrekonstruktion beeinträchtigt und zu störenden Artefakten im Bild führt. Kurze Meßzeiten sind daher eine Voraussetzung für die Gewinnung artefaktarmer Querschnittsbilder des Körperstammes, in dem sich ständig unwillkürliche Organbewegungen abspielen.

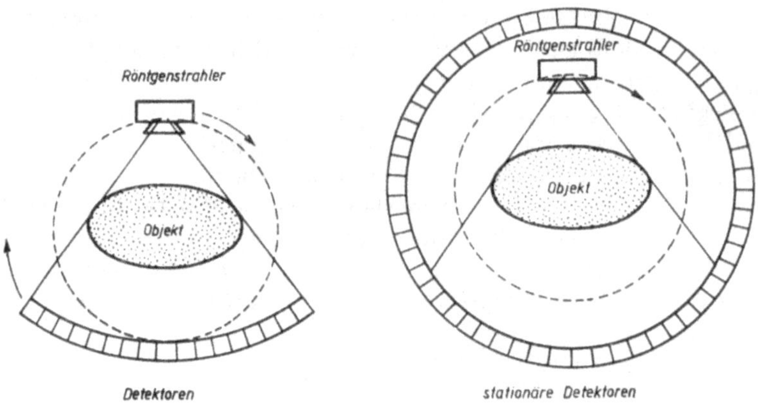

Abb. 11. Prinzip der Abtastung bei Computertomographen der 3. Generation mit bewegten oder stehenden Detektoren (nach Angerstein und Mitarb.)

Um die Gesamtdauer einer mehrere Schnitte erfordernden Untersuchung möglichst niedrig zu halten und den Untersuchungsablauf, besonders bei zusätzlicher Kontrastmittelanwendung, gut steuern zu können, sowie weiterhin um rasch ablaufende Dichteänderungen im Sinne einer Funktionsdiagnostik zu erfassen, ist auch eine kurze Rechenzeit erforderlich. Hierzu wird heute anstelle der von Hounsfield benutzten algebraischen Iteration die Methode der gefilterten Rückprojektion verwandt. Dabei kann durch die Wahl verschiedener Filter bzw. Faltungskerne der Bildcharaker in gewissen Grenzen beeinflußt werden. Im Gegensatz zur algebraischen Iteration gestattet die gefilterte Rückprojektion, bereits während der Abtastung zu rechnen. Deshalb und durch den Einsatz schneller Rechner läßt sich die Rechenzeit auf 30 s bis 5 s reduzieren. Bei einigen Geräten erscheint das Bild unmittelbar nach Beendigung des Meßvorganges als „Sofortbild" auf dem Schirm des Monitors.

Das räumliche Auflösungsvermögen des Computertomogramms ist aufgrund seiner Entstehung und seiner Matrixstruktur schlechter als das der konventionellen Röntgenaufnahme. Entsprechend sind auch seiner Verbesserung Grenzen gesetzt; denn man kann die Schichtdicke, die Detektoren- und die Pixelgröße nicht beliebig verkleinern oder die Zahl der Detektoren sowie Meßwerte nicht beliebig erhöhen, ohne daß gewichtige Nachteile für andere Parameter entstehen. Das räumliche Auflösungsvermögen beträgt heute bei Spitzengeräten 1 mm bis 1,5 mm bei hohem Kontrast und 4 mm bis 6 mm bei niedrigem Kontrast. Das bedeutet, es werden zwar Kontrastdifferenzen bis herab zu 0,5% unterschieden, Details, die sich so wenig von der Umgebung abheben, müssen jedoch einen Durchmesser von rund 5 mm haben, um abgebildet zu werden. Damit liegt das räumliche Auflösungsvermögen des Computertomogramms mit 0,5 bis 1 Lp/mm um den Faktor 10 unter dem der konventionellen Röntgenaufnahme mit 8 bis 10 Lp/mm.

Die bei einer computertomographischen Untersuchung mit mehreren Schichten entstehende Strahlenbelastung des Patienten entspricht etwa der Strahlenbelastung bei 2 bis 4 konventionellen Übersichtsaufnahmen der gleichen Region. Sie ist bei intermittierender Strahlung geringer als bei kontinuierlicher und steigt mit dem Objektdurchmesser sowie mit wachsenden Ansprüchen an das räumliche und Dichteauflösungsvermögen. Im Gegensatz zur konventionellen Röntgenuntersuchung, bei der die Dosis im Strahleneinfallsfeld am höchsten und im Strahlenaustrittsfeld am niedrigsten ist, führt die Computertomographie ringsum zu einer gleichmäßig hohen Oberflächendosis von 0,005 Gy (0,5 rd) bis 0,04 Gy (4 rd) und zu einer etwa halb so hohen Dosis in der Tiefe. Wenn die Keimdrüsen, wie meistens, nicht in der Direktstrahlung liegen, erhalten sie bei der Computertomographie nicht mehr Streustrahlen als bei einer konventionellen Röntgenuntersuchung der gleichen Körperpartie, da die nacheinander durchstrahlten dünnen Körperschichten nur wenig Streustrahlen aussenden. Außerdem ist zu beachten, daß eine gezielt eingesetzte Computertomographie eine hohe diagnostische Aussagekraft besitzt und damit ein günstiges Nutzen-Risiko-Verhältnis aufweist. Auch erspart sie manche andere Röntgenuntersuchung, so daß die durch sie hervorgerufene Strahlenbelastung als vertretbar eingeschätzt werden muß. Der Gewinn durch die Computertomographie ist insgesamt sicher erheblich größer als die mit ihr verbundene Strahlengefährdung.

An der Radiologischen Klinik und Poliklinik der Karl-Marx-Universität Leipzig ist seit Frühjahr 1980 ein Rotationsscanner mit bewegten Detektoren in Betrieb. Er besteht aus einer um ± 20° kippbaren Abtasteinheit, mit einer Abtastöffnung für den Patienten und einem Lagerungstisch (s. Abb. 12). Letzterer besitzt ein motorisch bewegtes Transportband, das den Patienten kontinuierlich oder schrittweise in seiner Längsachse verschiebt. Die Abtasteinheit enthält die Röntgenröhre und einen Satz von 520 Kristalldetektoren, von denen 8 als Referenzdetektoren dienen. Röhre und Detektoren sind in einem drehbaren Ring gelagert. Die Dauer eines 360°-Umlaufes beträgt wahlweise 5 s oder 10 s. Mit Hilfe eines Blendensystems können Schichten von 2 mm, 4 mm oder 8 mm Dicke durchstrahlt und abgetastet werden. Die gesamte Mechanik zeichnet sich durch eine hohe Präzision aus, damit die Einhaltung des isozentrischen Punktes, der Schichtdicke und die Gleichförmigkeit der Drehbewegung gewährleistet bleiben.

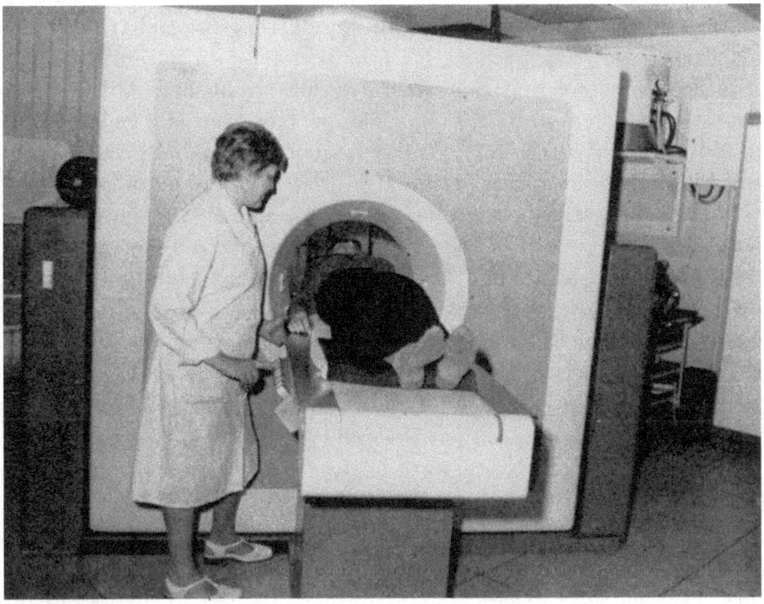

Abb. 12. Abtasteinheit und Lagerungstisch eines Computertomographen

Ein spezieller Hochspannungsgenerator mit Regelteil und Steuersystem sorgt für eine konstante Röhrenleistung, die maximal um 1‰ schwanken darf, also viel stabiler sein muß, als bei herkömmlichen Röntgenapparaten.

Für den Betrieb stehen ein Steuerrechner und ein schneller Bildrechner mit sehr hoher Leistungsfähigkeit zur Verfügung. Letzterer übernimmt die während eines Umlaufes anfallenden 360 bzw. 720 Profile mit je 512 digitalisierten Einzelwerten, insgesamt also 184320 bzw. 368640 Einzelwerte, die logarithmiert, gefaltet, d. h. mit je 512 Korrekturfaktoren multipliziert, rückprojiziert, in Analogwerte rückgewandelt und 5 s bzw. 10 s nach Meßbeginn in einer 256 mal 256, das sind 65536 Pixel, enthaltenden Matrix als Sofortbild ausgegeben werden. Der Rechner besitzt einen Speicher für die Rohdaten. Ihm angeschlossen ist ein Zwischenspeicher, der die gerechneten Bilddaten von 200 Schichten aufnehmen kann. Für die Archivierung werden diese Daten auf kleine Magnetplatten, Disketten oder Floppy-discs, überspielt. Eine Multiformatkamera gestattet die photographische Dokumentation von Monitorbildern in mehreren Formaten zwischen 18 cm × 24 cm und 3 cm mal 4 cm. Die nachfolgend wiedergegebenen Computertomogramme sind solche Photographien.

Das Bedienpult des Computertomographen enthält neben 2 Sichtgeräten für die Schichtbilder ein Sichtgerät für den Dialog mit dem Steuerrechner. Eine Tastatur dient der Dialogführung zur Erteilung von Befehlen für die Untersuchung, für Systemkontrollen und für die Bildauswertung. Außerdem ist eine Eingabe freier Texte zur Bildbeschriftung mit maximal 120 Zeichen je Bild möglich. Für die Datenüberspielung auf Floppy-discs und die Abspielung darauf archivierter Bilder stehen 2 Floppy-Laufwerke zur Verfügung.

Schließlich umfaßt das Gerätesystem noch einen vom Bedienpult unabhängigen Auswerteplatz, an dem alle auf Floppy-discs gespeicherten Daten wie am Bedienpult im Dialog mit einem dritten Rechner bearbeitet und ausgewertet werden können. Dieser Auswerteplatz und sein Rechner sind in Verbindung mit einem Ultraschalleingabetableau und einem Plotter auch als Bestrahlungsplanungssystem einsetzbar, wozu eine spezielle Software vorhanden ist.

Die Qualität der gewonnenen Schichtbilder entspricht den Anforderungen, die an ein Spitzengerät zu stellen sind. Als Beispiel sei eine normale Schädelschicht gezeigt (s. Abb. 13). Man erkennt nicht nur die mit Liquor gefüllten Vorderhörner der Seitenventrikel und Plexusverkalkungen in den Hinterhörnern sowie im 3. Ventrikel, sondern kann auch zwischen der peripheren grauen und der zentralen weißen Hirnsubstanz unterscheiden.

Als eine sehr nützliche zusätzliche Aufnahmetechnik hat sich die Übersichtsaufnahme mit dem Computertomographen erwiesen. Sie ist nur bei Rotationsscannern möglich. Sie dient in erster Linie der Orientierung sowie der Auffindung der gewünschten Schichtebenen und der günstigsten Neigung der Abtasteinheit. Sie ermöglicht zugleich deren Dokumentation. Außerdem besitzt sie eine große Bedeutung für die Bestrahlungsplanung. — Bei der Übersichtsaufnahme wird der Patient auf dem Lagerungstisch in Aufnahmeposition bei ruhender Röhre mittels des Transportbandes durch den vertikal oder horizontal eingestellten Fächerstrahl geschoben (s. Abb. 14). Die gegenüber befindlichen gleichfalls ruhenden Detektoren messen die bei jedem Strahlenblitz entstehenden Schwächungsprofile, die nach Verarbeitung im Rechner als Summationsbild auf dem Monitor ausgegeben werden. Nach Markierung der Schichtebenen im Dialogverkehr wird der Patient automatisch in die richtigen Schichtpositionen gebracht. Als

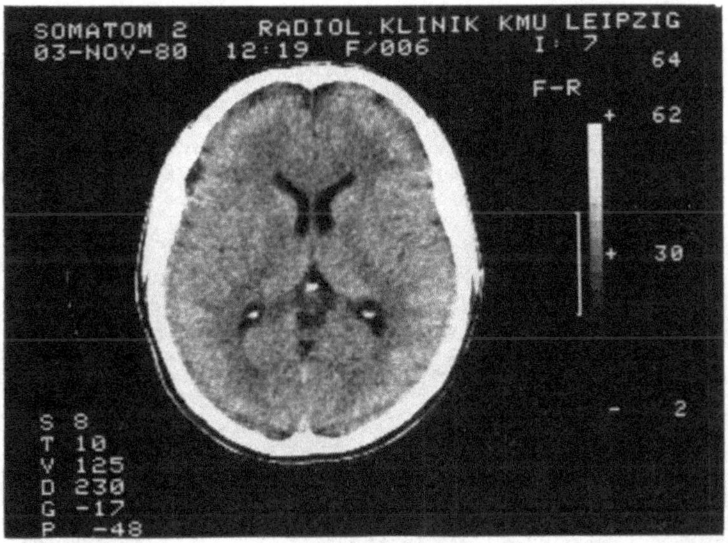

Abb. 13. Normales achsiales Computertomogramm des Hirnschädels

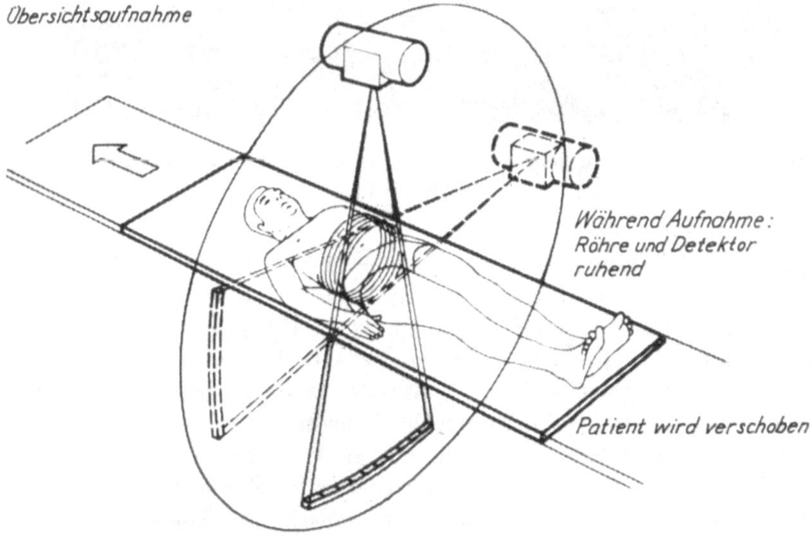

Abb. 14. Prinzip der Abtastung bei der sagittalen und frontalen Übersichtsaufnahme

Beispiel sei ein frontales Übersichtsbild des Rumpfes und der Lendenwirbelsäule mit eingezeichneter Schichtebene gezeigt (s. Abb. 15).

Für eine vielseitige diagnostische Nutzung der Computertomogramme gibt es mehrere Auswertetechniken. Die wichtigste ist die bereits in der ersten Veröffentlichung von Hounsfield beschriebene Fenstertechnik. Sie beruht darauf, daß jedes Computertomogramm aufgrund seiner hohen Dichteauflösung Schwächungsdifferenzen von 0,5% registriert und deshalb ein sehr reiches Spektrum von Schwächungskoeffizienten widerspiegelt. Um dieses zu erschließen, hat es sich als vorteilhaft erwiesen, den Schächungskoeffizienten Dichtewerte von -1000 bis $+1000$ oder höher zuzuordnen. Dabei entsprechen die Werte -1000 der Schwächung durch Luft, 0 der Schwächung durch Wasser und alle positiven Werte der Schwächung durch Medien mit einer höheren Dichte bzw. mit einer höheren mittleren Ordnungszahl. Die zu Ehren von HOUNSFIELD auch Hounsfieldeinheiten (HE) genannten Dichtewerte der wichtigsten Körpergewebe und -flüssig-

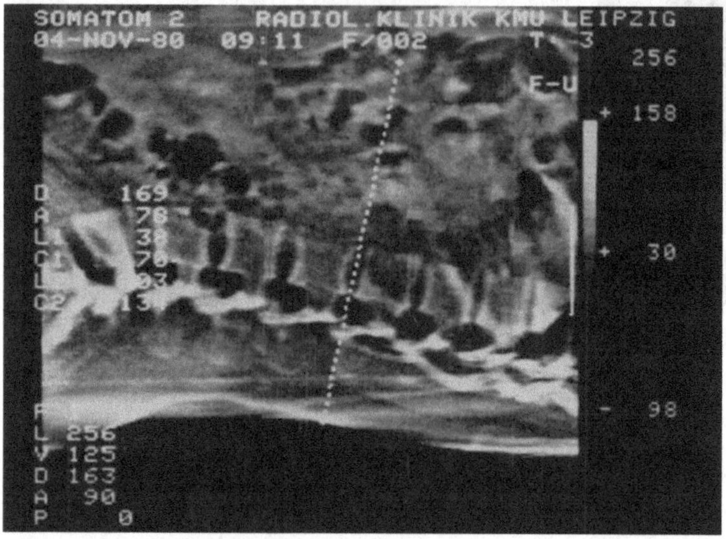

Abb. 15. Frontale Übersichtsaufnahme mit Markierung der Schichtebene zur Untersuchung der Bandscheibe L 1/L 2

keiten sind in der Abbildung 16 wiedergegeben. Man erkennt, daß die meisten Organe und Flüssigkeiten unterschiedliche Werte aufweisen und mit Ausnahme der Lungen- und Knochenwerte zwischen $+100$ HE und -200 HE liegen.

Da andererseits das menschliche Auge auf dem Bildschirm höchstens 30 Graustufen zu unterscheiden vermag, ist es sinnvoll, nur den jeweils interessierenden Wertebereich für die Bilddarstellung auszuwählen, d. h. ein Fenster aus dem breiten Wertespektrum herauszuschneiden und die im Fenster liegenden Werte auf die Gesamtheit der unterscheidbaren Grauwerte aufzuteilen. Alle unterhalb oder oberhalb des Fensters liegenden Werte erscheinen dann schwarz oder weiß. Je schmaler das Fenster gemacht wird, um so größer wird die Grauwertdifferenz benachbarter Dichtewerte, um so stärker aber auch das Rauschen.

Neben der Fensterbreite kann auch die Fensterlage geändert werden. Ein Schnitt durch den Brustkorb in Höhe der Sternoclaviculargelenke (s. Abb. 17) zeigt bei einer Fenstermitte von $+30$ HE, dem Weichteilfenster, die Muskulatur, das Fettgewebe, die intrathorakalen Blutgefäße und das Knochenmark im Brustbein deutlich als Grauwerte. Die Luftröhre sowie die lufthaltige Lunge stellen sich schwarz und der Knochen weiß dar. Die Fensterbreite und -lage sind mit einem Graukeil nahe dem rechten Bildrand eingeblendet. — Bei einer Fenstermitte von -900 HE, dem Lungenfenster (s. Abb. 18), werden im gleichen Schnitt nur die Struktur der Lunge und das Lumen der

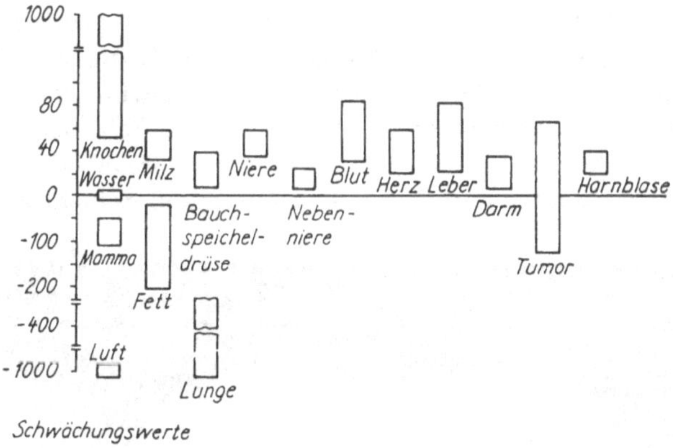

Abb. 16. Dichtewerte von Körpergeweben und -flüssigkeiten in HOUNSFIELD-Einheiten (nach Siemens-Prospekt)

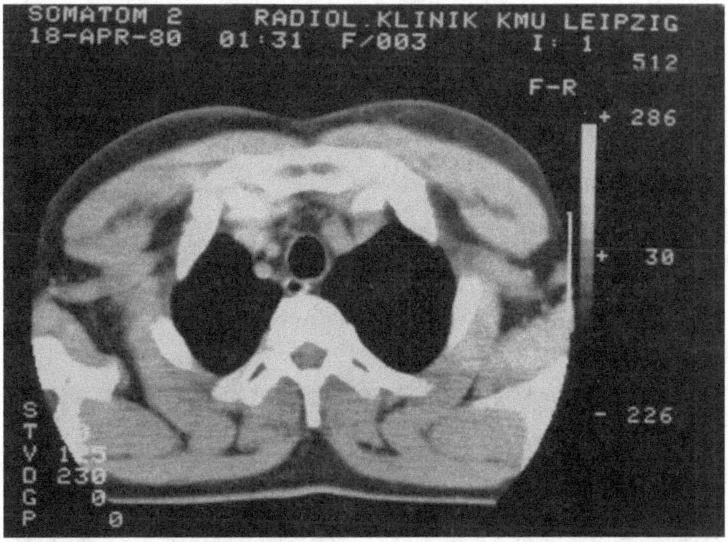

Abb. 17. Schicht in Höhe der Sternoclaviculargelenke, Weichteilfenster

Luftröhre als Grauwerte abgebildet, während alles andere weiß erscheint. — Bei einer Fenstermitte von +250 HE, dem Knochenfenster (s. Abb. 19), ist schließlich nur die Hartsubstanz des Knochens zu erkennen. Alles andere geht im Schwarz unter.

In bestimmten Situationen ist es wünschenswert, Strukturen sehr unterschiedlicher Dichte auf einem Bild darzustellen. In einem solchen Fall kann man aus dem Gesamtspektrum der Dichtewerte zwei Fenster gleichzeitig herausschneiden und z. B. die Strukturen von Lunge und Weichteilen im Doppelfenster zusammen abbilden.

Eine sehr große diagnostische Bedeutung besitzt die Möglichkeit der Abfragung von Dichtewerten interessierender Bilddetails. Mit ihrer Hilfe ist oft zu entscheiden, ob abgebildete Strukturen normal oder pathologisch zusammengesetzt sind und worum es sich dabei handelt. Als Beispiel sei das Bild einer Massenblutung in die rechte Großhirnhemisphäre wiedergegeben (s. Abb. 20). Das normale Hirngewebe hat in dem gemessenen und als weißer Punkt erscheinenden Bereich eine Dichte von 34 HE. Der Dichtewert M, die Größe des gemessenen Areals A in mm², die Zahl der gemessenen Pixel P und die Koordinaten der Meßpunkte, L, d. h. line, entsprechend der Ordinate, und C, d. h. collumn, entsprechend der Abszisse, sind links vom Schichtbild eingeblendet. —

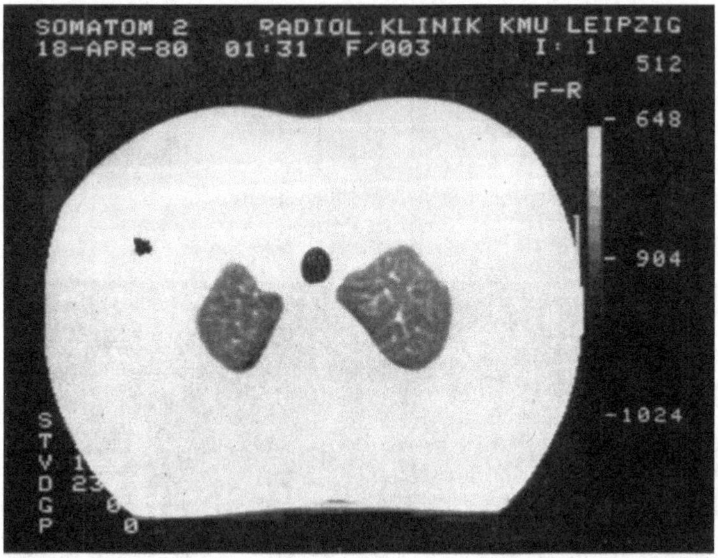

Abb. 18. Gleiche Schicht wie in Abb. 17, Lungenfenster

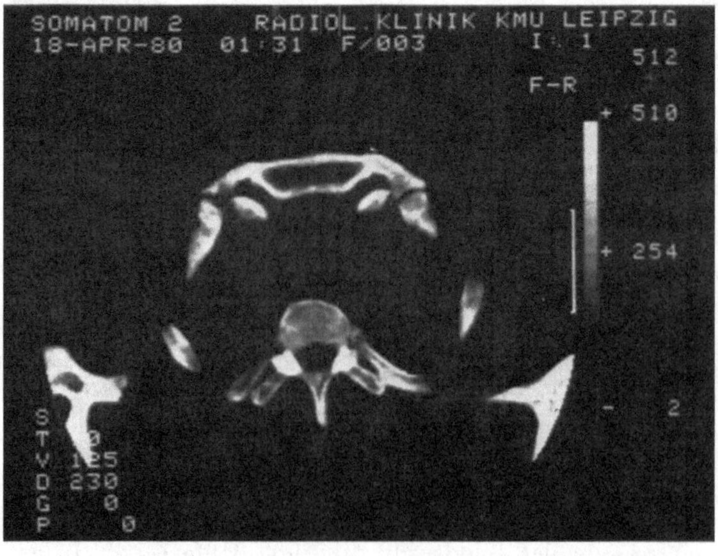

Abb. 19. Gleiche Schicht wie in Abb. 17, Knochenfenster

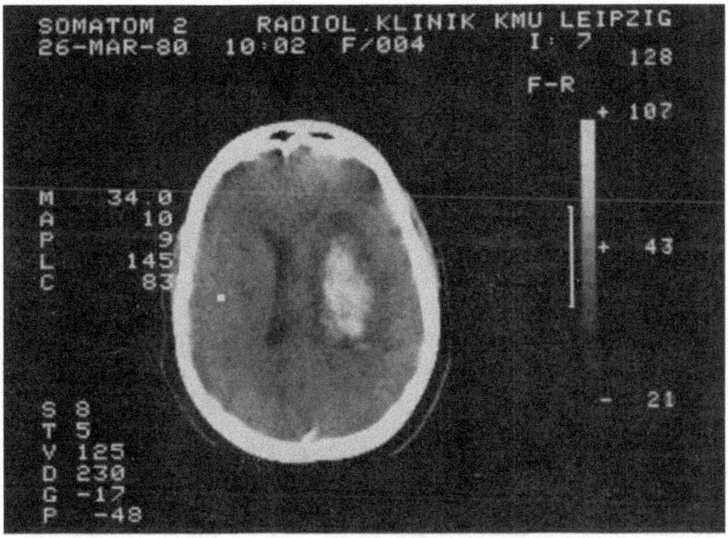

Abb. 20. Massenblutung in die rechte Großhirnhemisphäre, Dichtemessung im Hirngewebe

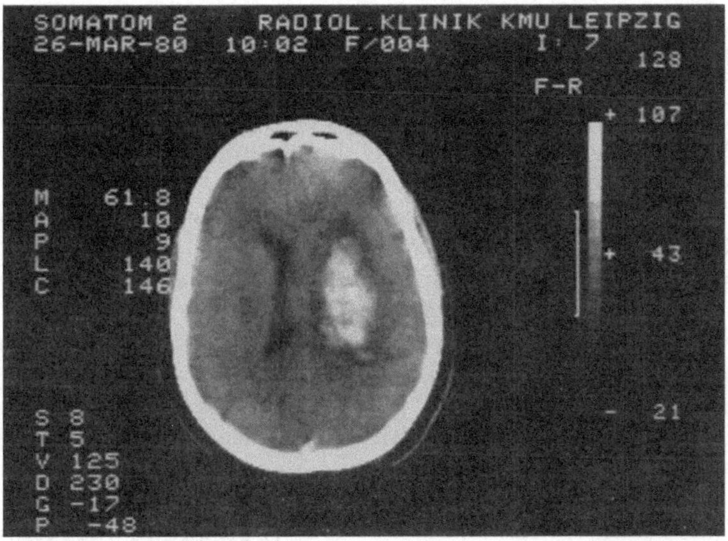

Abb. 21. Gleiche Schicht wie in Abb. 20, Dichtemessung im Blutungsgebiet

Die Messung im Blutungsbereich (s. Abb. 21) zeigt dagegen eine Dichte von 61,8 HE. Der dunkle Hof um die Blutung herum entspricht einer erhöhten Strahlendurchlässigkeit durch Wassereinlagerung in das Hirngewebe, also einem umschriebenen Hirnödem.

Gegebenenfalls kann man auch die mittlere Dichte in einem kreisförmigen oder beliebig geformten Bezirk messen. Als Beispiel sei eine Schicht in Höhe der Leber bei einer polyzystischen Degeneration von Leber und Nieren gezeigt (s. Abb. 22). Während die

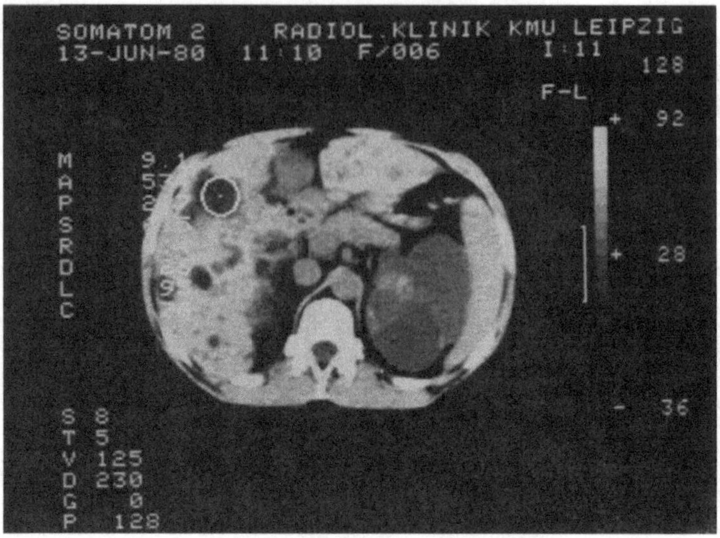

Abb. 22. Schicht in Leber- und Nierenhöhe bei polyzystischer Degeneration beider Organe, Dichtemessung in einer Leberzyste

Niere kaum noch Parenchymreste aufweist, ist die Leber von mehreren kleinen Aufhellungsherden durchsetzt. Die mittlere Dichte M innerhalb der größten Leberzyste beträgt 9,1 HE. Sie ist also mit wäßriger Flüssigkeit gefüllt. Weiterhin werden die Fläche des gemessenen Areals A in mm² und P in Pixel, die Streuung S, die mittlere quadratische Abweichung der Dichtewerte R, der Kreisdurchmesser D in mm und die Koordinaten des Kreismittelpunktes L und C angegeben.

Auch das Dichteprofil entlang einer horizontalen Linie oder einer im Dialog beliebig wählbaren Referenzstrecke wird auf Wunsch ausgegeben, so daß zusätzliche strukturelle Informationen gewonnen werden können (s. Abb. 23). Im gezeigten Beispiel stellt die obere horizontale Linie die Referenzlinie und die untere die Null-Linie dar. Mit U, entsprechend 90 HE, und D, entsprechend —30 HE, werden der höchste und der niedrigste Dichtewert entlang der Referenzlinie angezeigt. Der inmitten einer Leberzyste liegende Schnittpunkt A der frei verschiebbaren vertikalen Geraden mit der Referenzlinie weist einen dem wäßrigen Zysteninhalt entsprechenden Wert von 6 HE auf.

Durch Helltastung aller Pixel innerhalb eines frei wählbaren Dichtebereiches können auf einen Blick alle Details dieses Dichtebereiches, im vorliegenden Fall alle Zysten mit einer Dichte zwischen 4 HE und 17 HE sichtbar gemacht werden (s. Abb. 24).

Eine weitere häufig gebrauchte Auswertefunktion ist die Größen- und Winkelmessung beliebiger Strecken, im demonstrierten Beispiel der Durchmesser der größeren Nierenzyste, der hier 46 mm in einem Winkel von 65° zur Frontalebene beträgt (s. Abb. 25). Um solche Messungen reproduzieren zu können, sind noch die Koordinaten der Endpunkte der Meßstrecke eingeblendet.

Wenn gesuchte Details zu klein wiedergegeben werden, wie beispielsweise ein Aderhautmelanom im linken Auge, das als umschriebener Dichtebezirk von hinten her in den Glaskörper hineinragt, dann ist es zweckmäßig, das Bild in einem beliebigen Maßstab zu vergrößern (s. Abb. 26). Man erkennt ohne Schwierigkeiten das vor dem Auge

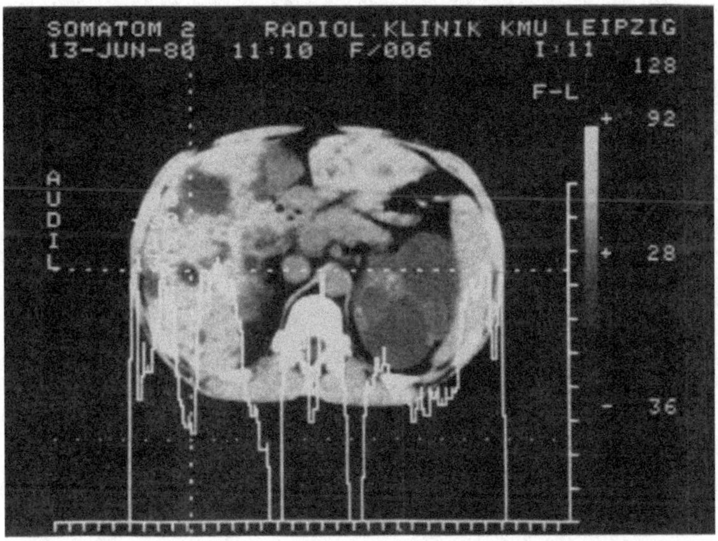

Abb. 23. Gleiche Schicht wie in Abb. 22, Dichteprofil

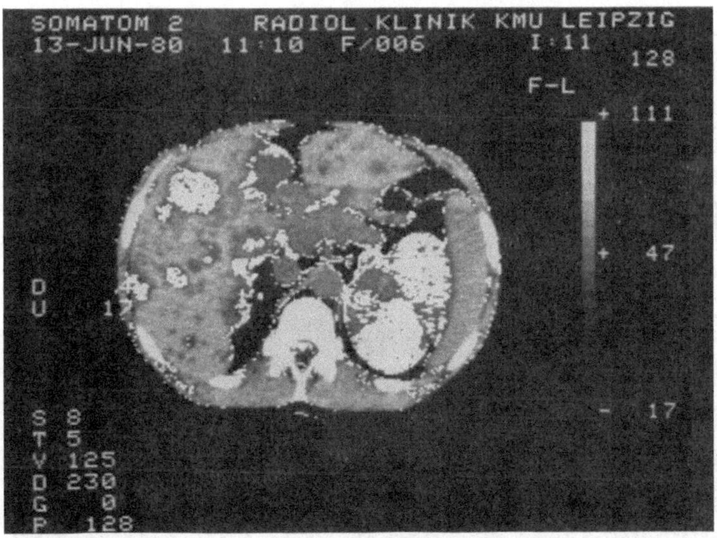

Abb. 24. Gleiche Schicht wie in Abb. 22, Helltastung des Dichtebereiches 4 bis 17 HE

liegende geschlossene Lid, die dichtere Linse, den weniger dichten Glaskörper, die Lederhaut, die Geschwulst, den Sehnerv und zwei Augenmuskeln.

Da es oft schwierig ist, allein aus den Querschnittsbildern räumliche Vorstellungen zu gewinnen, und da die konventionelle Schichtaufnahme wegen ihres geringen Dichteauflösungsvermögens oft versagt, wird bei bestimmten Fragestellungen mit Gewinn eine Rekonstruktion von Sekundärschnitten in der Sagittal- oder Frontalebene bzw. in irgend einer anderen Ebene parallel zur Körperlängsachse vorgenommen. Voraussetzung

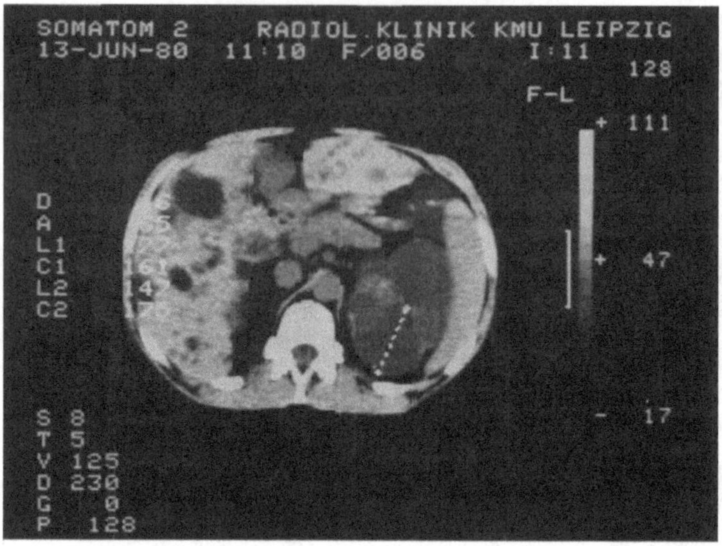

Abb. 25. Gleiche Schicht wie in Abb. 22, Strecken- und Winkelmessung

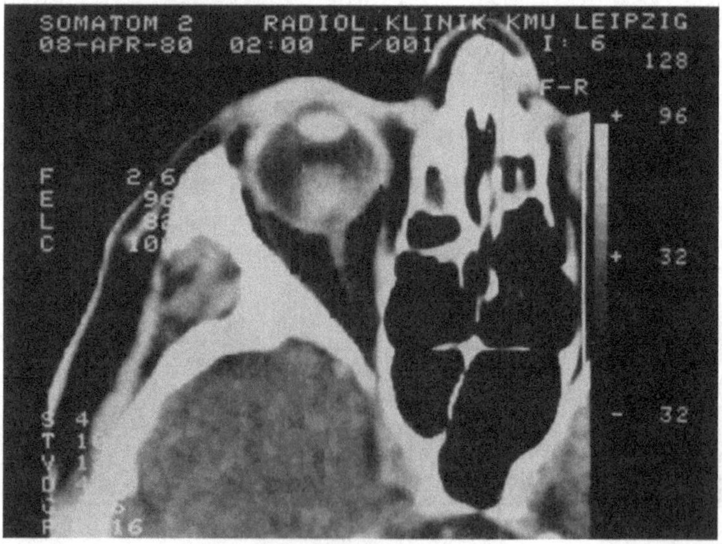

Abb. 26. Achsiale Schädelschicht bei Aderhautmelanom, Vergrößerung

dafür ist, daß mehrere unmittelbar übereinander gelegene achsiale Schichten vorliegen. Dann benutzt der Rechner die Bilddaten der in der gesuchten Sekundärschicht übereinander liegenden Voxel und baut daraus das Bild dieser Schicht auf. Als Beispiel sei ein großer intra-, supra- und präsellärer Hirntumor gezeigt, der sich nach intravenöser Kontrastmittelgabe in der achsialen Schicht (s. Abb. 27) deutlich vom umgebenden

Hirngewebe abgrenzen läßt, in seinem vorderen Anteil eine zystische Degeneration aufweist und besonders vorn sowie links von einem Ödem umgeben ist. Die Sekundärschnitte sagittal in der Mittellinie (s. Abb. 28) und frontal durch die Sella turcica (s. Abb. 29) lassen die beträchtliche Ausdehnung der Geschwulst nach kranial erkennen. Der Sagittalschnitt gestattet außerdem eine exakte Lokalisation der zystischen Degeneration. Die Lage der Sekundärschnitte wird auf frei wählbaren achsialen Referenzschichten markiert.

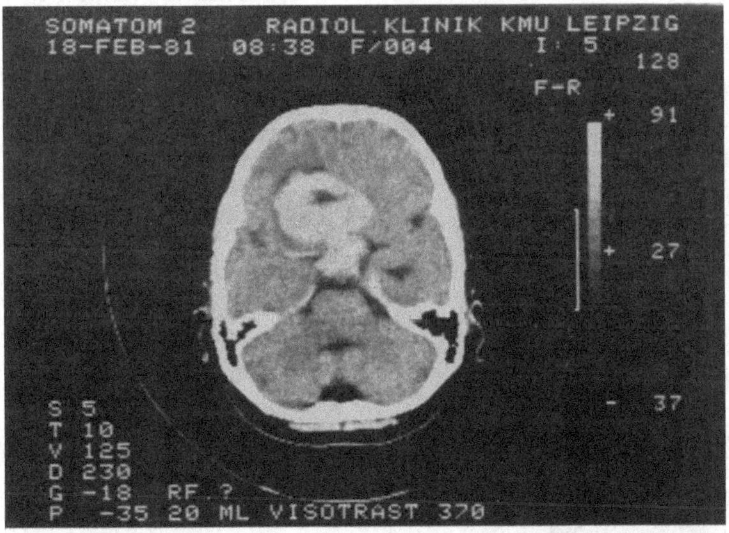

Abb. 27. Achsiale Schädelschicht bei intra- und präsellärem Tumor nach intravenöser Kontrast-mittelgabe

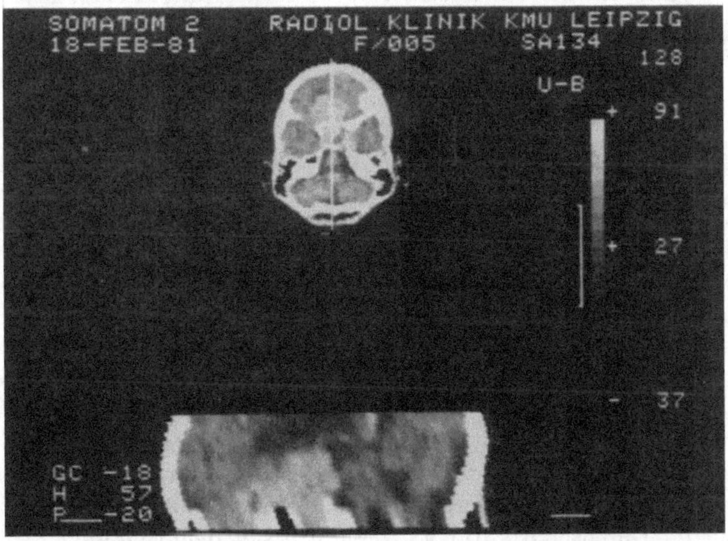

Abb. 28. Sagittaler Sekundärschnitt durch den in Abb. 27 wiedergegebenen Tumor. Markierung der Sekundärschnittebene in einer achsialen Referenzschicht

Um rasche Dichteänderungen, wie z. B. die Anflutung und Auswaschung von Kontrastmittel quantitativ zu erfassen, bedient man sich der Serienaufnahmetechnik. Dazu werden rasch aufeinander folgende Abtastungen der gleichen Schicht vorgenommen. Unser Gerät gestattet bis zu 25 Meßumläufe in 200 s. Da bereits aus 240 Projektionen, d. h. bereits bei 240° Umlauf Bilder ausreichender Qualität rekonstruiert werden können, lassen sich aus den Daten eines 360° Umlaufes 3 zeitlich versetzte Bilder, jeweils einer Meßzeit von 3,3 s entsprechend, berechnen. Welche Bedeutung diese segmentäre Bildrekonstruktion einmal für dynamische Untersuchungen bekommen wird, ist noch nicht zu übersehen.

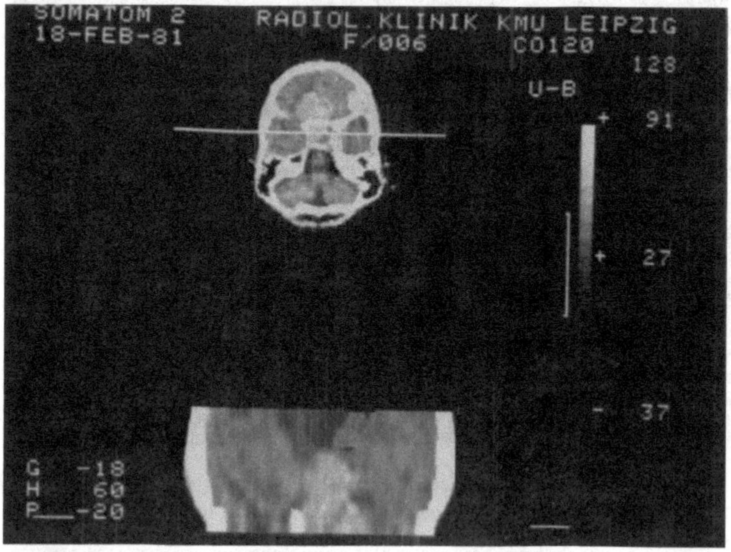

Abb. 29. Frontaler Sekundärschnitt durch den in Abb. 27 wiedergegebenen Tumor

Einen deutlichen Gewinn bringt dagegen die ebenfalls noch am Anfang stehende Computertomographie des Herzens. Um scharfe Bilder eines Herzquerschnittes zu erhalten, sind mehrere rasch aufeinander folgende Meßumläufe in Verbindung mit intravenösen Kontrastmittelinjektionen erforderlich. Da während eines jeden Umlaufes einige Herzaktionen stattfinden, kann der Rechner mittels eines gleichzeitig geschriebenen Elektrokardiogramms so programmiert werden, daß er aus mehreren in der interessierenden Herzphase, z. B. am Ende der Diastole, gewonnenen Projektionen Querschnittsbilder, gewissermaßen im Sinne eines stroboskopischen Effektes, errechnet. Als Beispiel sei die Herzschicht einer 32jährigen Frau gezeigt, bei der eine seit Jahren beobachtete, ursächlich unklare parakardiale Raumforderung am linken Herzrand besteht (s. Abb. 30). Man erkennt ein etwa 3 mm großes, rundes Gebilde im Winkel zwischen Herzrand und absteigender Aorta, das deutlich weniger dicht ist als das kontrastmittelhaltige Blut in den Herzhöhlen, der Aorta und den Lungenarterien. Die Dichte beträgt im Durchschnitt 10 HE. Es handelt sich demnach um eine mit wäßriger Flüssigkeit gefüllte Zyste, die wahrscheinlich vom Perikard ausgeht. Im übrigen stellen sich die Ventrikel, das Ventrikelseptum und die Vorhöfe normal dar, wobei die Kontrastmittelkonzentration im rechten Herzen höher ist als im linken. Der linke Ventrikel und die Zyste werden von Streifenartefakten überlagert, die auf unterschiedliche Zwerchfellstände während der einzelnen Meßumläufe zurückzuführen sind.

Sehr große Bedeutung besitzt die Computertomographie für die Bestrahlungsplanung. Sie erfüllt dem Strahlentherapeuten den seit jeher gehegten Wunsch, seiner Planung die individuellen Körperquerschnitte zugrunde zu legen. Bisher war es erforderlich, die Querschnitte aus anatomischen Atlanten zu entnehmen. Dabei waren Fehler oft unvermeidlich, denn der jeweilige individuelle Körperbau konnte nur ungenügend berücksichtigt werden, zumal, da die Bilder in den Atlanten den Verhältnissen bei der Leiche ent-

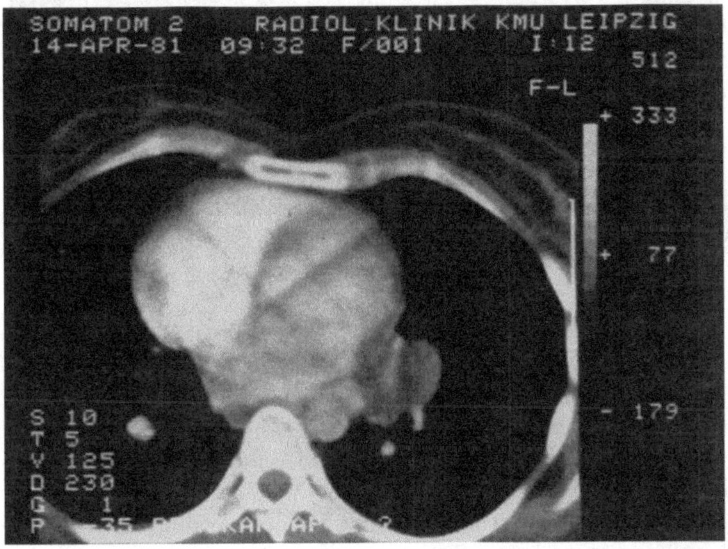

Abb. 30. Herzschicht nach intravenöser Kontrastmittelgabe, Perikardzyste

sprechen. Um das Vorgehen bei der Bestrahlungsplanung mit Hilfe der Computertomographie anzudeuten, sei ein Schnitt durch die Nierenregion nach operativer Entfernung der linken Niere demonstriert (s. Abb. 31). Am Ende der Optimierung der Bestrahlungsbedingungen mit Rechnerhilfe steht dann der Querschnitt mit den eingezeichneten Strahlenfeldern und Isodosenlinien. Dabei werden die Dichtewerte des Computertomogramms benutzt, um mittels geeigneter Korrekturfaktoren die individuelle Strahlenschwächung zu berechnen.

Da es im gegebenen Rahmen völlig unmöglich ist, der revolutionierenden Bedeutung der Computertomographie für die klinische Medizin auch nur andeutungsweise gerecht zu werden, ist es notwendig, die Erörterung ihrer Anwendung auf wenige Hinweise zu beschränken. Das gilt umso mehr, da der Ausbau der technischen Möglichkeiten und besonders die Erfahrungssammlung bei weitem nicht abgeschlossen sind. Noch immer gibt es täglich Überraschungen und werden laufend neue Einsatzgebiete sowie Befunde mitgeteilt.

Die älteste und am besten ausgebaute Untersuchung ist die des Hirnschädels. Hier hat die Computertomographie eine große Bedeutung für die Diagnostik der Hirn-

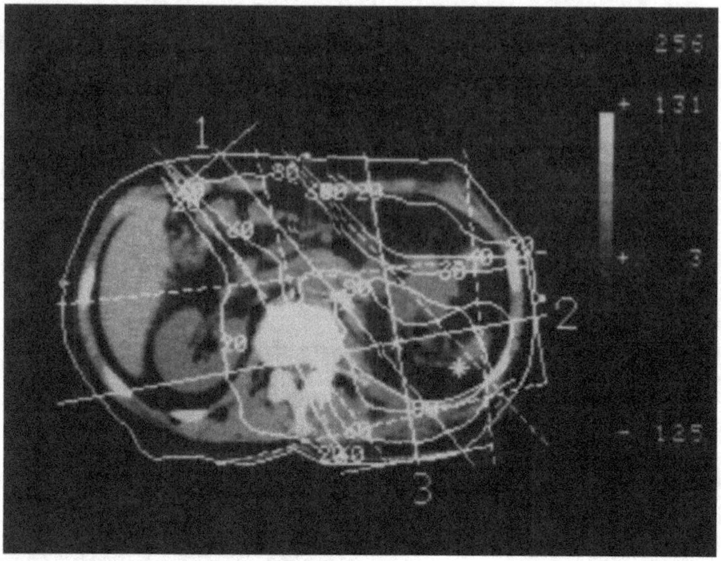

Abb. 31. Bestrahlungsplanung mit Computertomographie, Bestrahlungsfeld- und Isodosenmarkierung

geschwülste erlangt, da diese direkt abgebildet werden können und nicht mehr wie bisher indirekt aus Veränderungen des Gefäß- oder Ventrikelbildes im Angio- oder Pneumencephalogramm erschlossen werden müssen. Günstig wirkt sich dabei aus, daß viele Hirngeschwülste intravenös verabreichtes Kontrastmittel anreichern, was ihrer Darstellung entgegenkommt. Als Beispiel sei ein zystisches Glioblastom mit einer zentralen Einschmelzung sowie mit einer Erweiterung und Deformoierung des Ventrikelsystems gezeigt (s. Abb. 32).

Durch eine Störung der Blut-Liquorschranke kommt es auch bei metastatischen Hirngeschwülsten oft zu Kontrastmitteleinlagerungen in das Geschwulstgewebe. Das ist beispielsweise bei dem in Abbildung 33 gezeigten Fall von Hirnmetastasen eines Gebärmutterhalskrebses zu sehen. Die in ihrer Peripherie besonders gut durchbluteten Metastasen stellen sich als hyperdense Ringfiguren dar, die das schlecht durchblutete, hypodense Metastasenzentrum umschließen, in ein ausgedehntes Ödemgebiet eingebettet sind und zu einer starken Ventrikeldeformierung geführt haben.

Sehr große Bedeutung hat die Computertomographie für die Erstuntersuchung nach Schädel-Hirntrauma erhalten. Sie erspart fast immer eine Notangiographie und gibt in schonender Weise mehr Informationen. Die Abbildung 34 zeigt eine Schädelverletzung nach einem Verkehrsunfall. Die Gewalteinwirkung hat links vorn zu einer Verletzung der Kopfschwarte und des Schädels geführt. Rechts findet sich ein ausgedehntes intrakranielles Hämatom. Zusätzlich besteht rechts ein umfangreiches Hirnödem. Das Ventrikelsystem ist über die Mittellinie nach links verdrängt und deformiert.

Daß mit der Computertomographie trotz des geringen räumlichen Auflösungsvermögens auch kleine Details exakt lokalisiert werden können, zeigt ein von links vorn in das linke Auge eingedrungenes Luftgewehrgeschoß (s. Abb. 35). In der wiedergegebenen Schicht ist die metallische Spitze des Geschosses angeschnitten. Sie liegt in der durch-

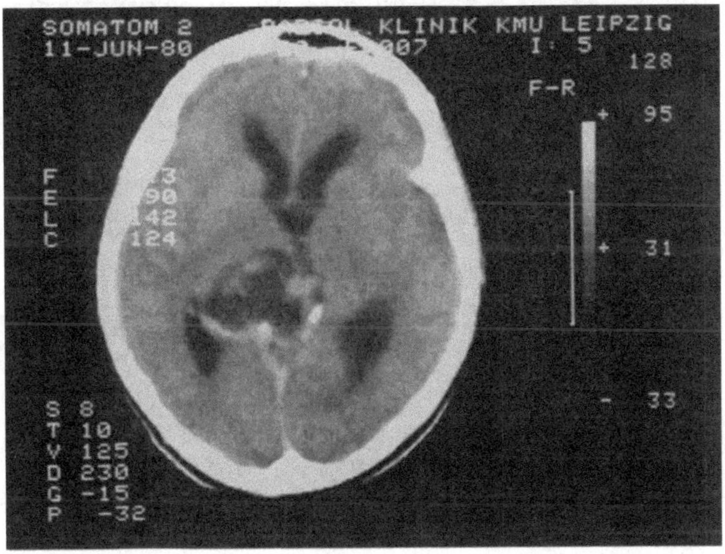

Abb. 32. Zystisches Glioblastom mit Ventrikelerweiterung und -verformung

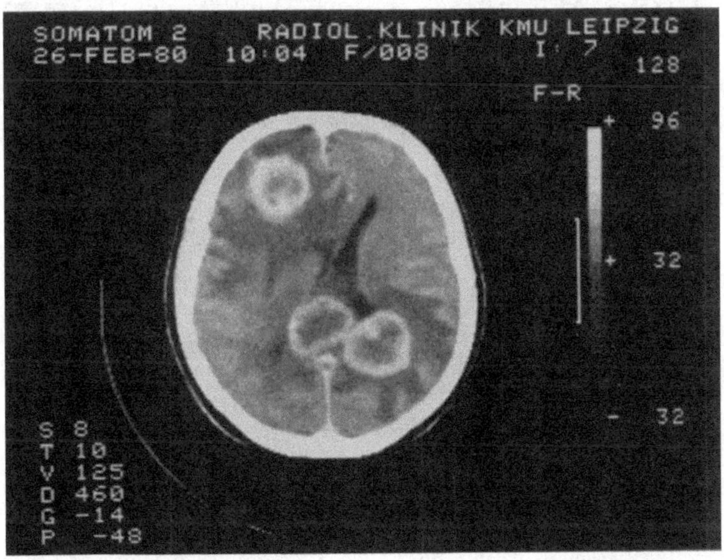

Abb. 33. Großknotige Hirnmetastasen mit Hirnödem und Ventrikelverformung

bohrten Lederhaut. Im Glaskörper ist eine kleine Blutung zu erkennen. Die Weichgewebe im linken medialen Augenwinkel sind geschwollen. Die Linse, der Sehnerv und zwei Augenmuskeln stellen sich beiderseits deutlich dar.

Auch im Brustkorb kann die Computertomographie mit keinem anderen Verfahren zu erlangende Informationen bringen. Das gilt besonders für Veränderungen im Media-

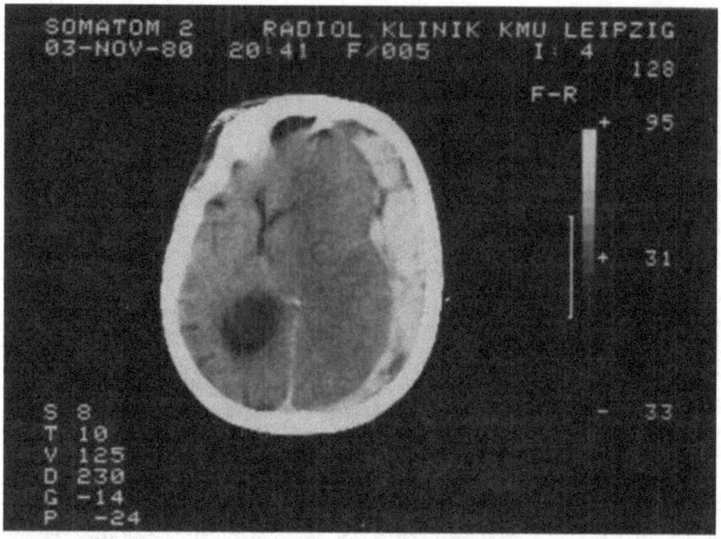

Abb. 34. Ausgedehntes subdurales Hämatom rechts mit Hirnödem und Massenverschiebung nach links infolge Trauma

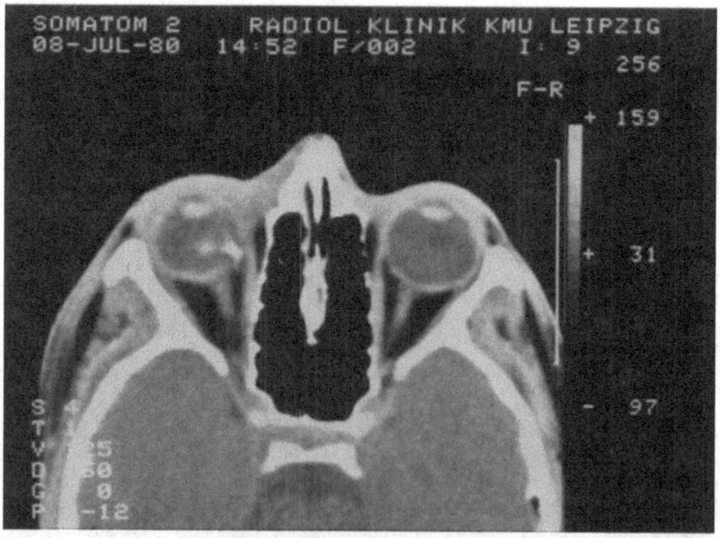

Abb. 35. Luftgewehrsteckschuß im linken Auge mit Perforation der Lederhaut

stinum und in der Brustwand, deren Strukturelemente gut voneinander abgegrenzt werden können. Die Abbildung 36 zeigt eine ausgedehnte Metastasierung eines Schilddrüsenkrebses in das Mediastinum und das Rippenfell mit starker Einengung der linken Lunge. Die wirkliche Ausdehnung des Geschwulstwachstums war mit der konventionellen Röntgenuntersuchung nicht zu erkennen. Ähnliche Erfahrungen werden immer wieder bei Krebsen der Mamma und der Speiseröhre sowie bei Neoplasien der Lymphknoten gemacht.

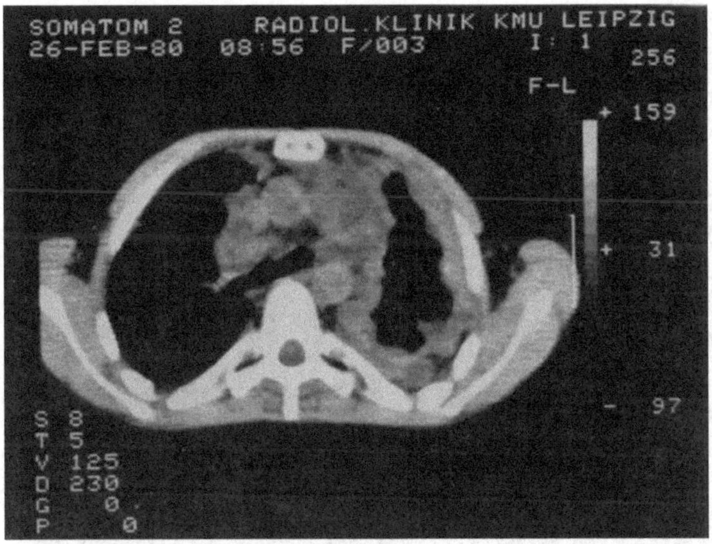

Abb. 36. Ausgedehnte Pleuna- und Mediastinalmetastasierung bei Schilddrüsenkrebs

Als sehr großer Gewinn hat sich die Computertomographie auch für die Diagnostik der Bauch- und Beckenorgane erwiesen. Das trifft vor allem auf die Leber, das Pankreas und die zahlreichen Lymphknoten zu. In der Leber ist es besonders unter Zuhilfenahme von Kontrastmittel möglich, Lebermetastasen bis herab zu 5 mm Durchmesser nachzuweisen, was mit keiner anderen Methode gelingt. Der demonstrierte Fall (s. Abb. 37) läßt eine Durchsetzung der Leber mit großen hypodensen Metastasen erkennen. Während das normale Lebergewebe eine Dichte um 60 HE aufweist, wird in den Metastasen eine Dichte von nur 36 HE gemessen.

Noch weniger als die Leber ist die Bauchspeicheldrüse der konventionellen Diagnostik zugänglich. Auch hier kann die Computertomographie viele pathologische Veränderungen klären und wie z. B. in der Abbildung 38 eine große Pankreaspseudozyste bei chronischer Pankreatitis zur Darstellung bringen. Die Dichte in der Zyste von 3,8 HE beweist, daß sie mit einer wäßrigen Flüssigkeit gefüllt ist. Auch bei der Diagnostik der akuten Pankreatitis bringt die Computertomographie, besonders nach Kontrastmittelgabe, wichtige Zusatzinformationen. — Als Nebenbefund stellen sich im Oberbauch bisweilen Gallensteine dar. In der Regel sollten diese jedoch mit einfacheren und billigeren Verfahren gesucht und gefunden werden, z. B. mittels Ultraschall.

Daß auch in der Niere gelegentlich überraschende Befunde erhoben werden, zeigt die in der Abbildung 39 wiedergegebene Nierenschicht eines Patienten mit Anurie. Als Ursache findet sich eine doppelseitige Nierenbeckenblutung infolge einer Blutkrankheit mit Verstopfung der Nierenbecken. Die Dichtemessung ergibt 64,9 HE, geronnenem Blut entsprechend. Die Nieren sind infolge dieses Geschehens erheblich geschwollen.

Eine noch größere Überraschung bietet die in der Abbildung 40 dargestellte Nierenschicht einer Patientin mit der Überweisungsdiagnose eines Gallenblasenhydrops unbekannter Ursache. Statt der vermuteten Gallenblasenerweiterung findet sich eine stark vergrößerte rechte Niere mit einem unregelmäßig geformten, zentralen hyperdensen Bezirk. Es wird die Diagnose Nierengeschwulst gestellt. Die Operation ergibt jedoch ein

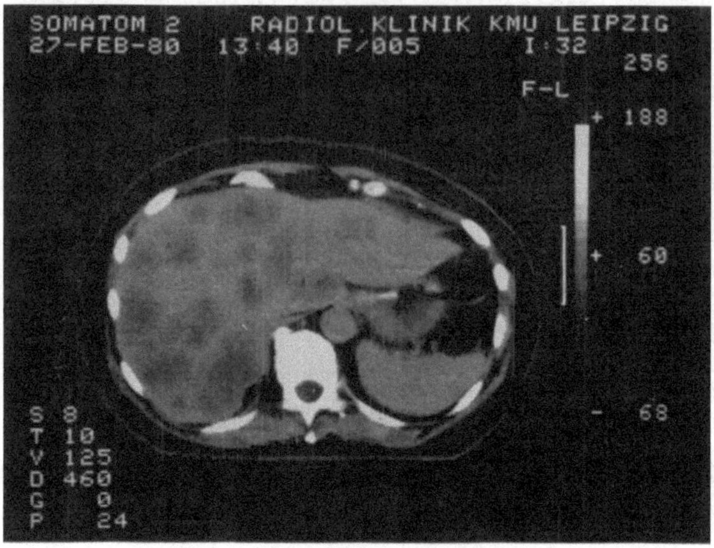

Abb. 37. Großknotige Lebermetastasierung

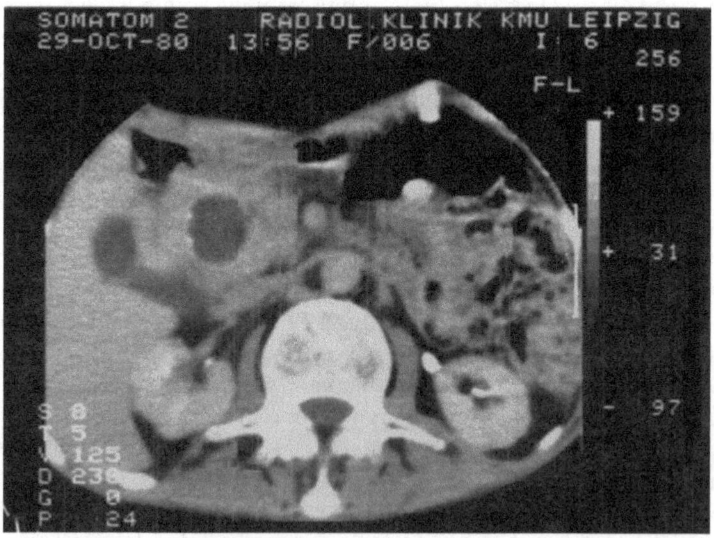

Abb. 38. Große Pankreaspseudozyste bei chronischer Pankreatitis

ausgedehntes subkapsuläres Hämatom der Niere infolge einer zunächst nicht mitgeteilten Behandlung mit gerinnungshemmenden Medikamenten. — Auch die Computertomographie schließt Fehldiagnosen nicht aus!

Als Beleg für den Wert der Computertomographie für die Diagnostik im Beckenbereich sei ein Schnitt durch das Becken einer Frau gezeigt (s. Abb. 41). Es handelt sich um ein inoperables Sarkom im Becken rechts, das zwischen Becken und Steißbein in die Muskulatur des Gesäßes vordringt und die Blase sowie den Mastdarm nach links

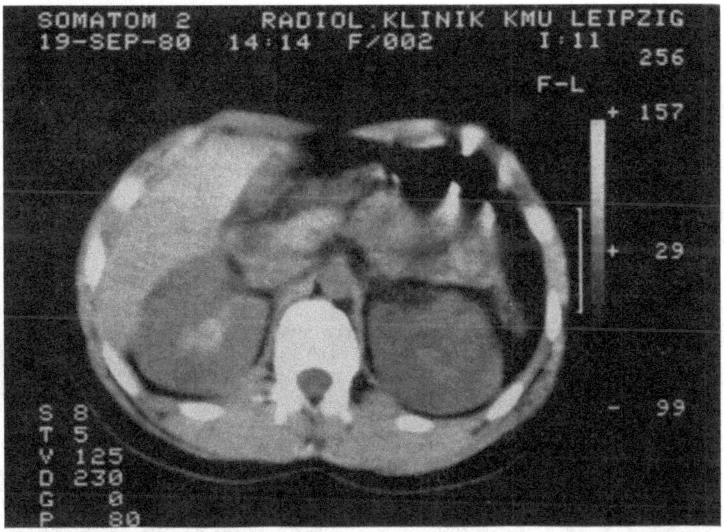

Abb. 39. Doppelseitige Nierenbeckentamponade durch geronnenes Blut bei Blutkrankheit

verdrängt. Für die zur Strahlenbehandlung erforderliche Feststellung der wahren Geschwulstausbreitung vermittelt die Computertomographie in solchen und ähnlichen Situationen oft die entscheidenden Informationen.

Trotz der Lückenhaftigkeit der vorgewiesenen Anwendungsbeispiele, machen diese deutlich, daß die Computertomographie der medizinischen Diagnostik eine neue Dimension erschließt und auch für die Strahlentherapie einen entscheidenden Fortschritt

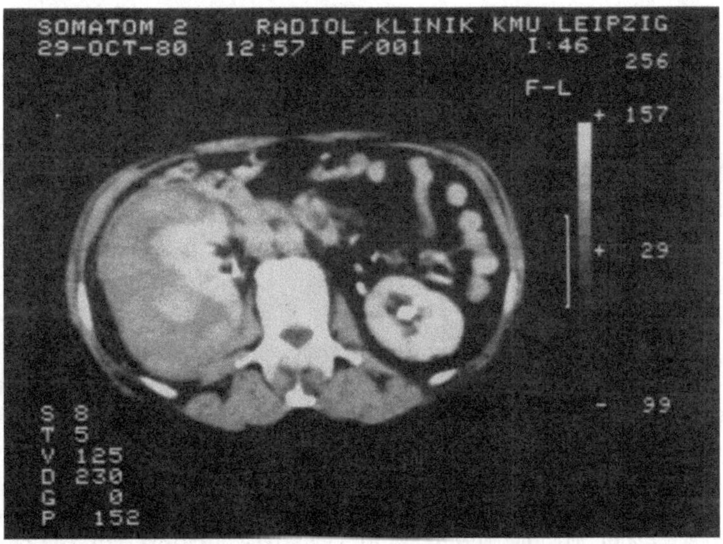

Abb. 40. Als Geschwulst fehlgedeutetes subkasuläres Nierenhämatom rechts nach Antikoagulantienbehandlung

darstellt. Um sie effektiv zu nutzen und den mit ihr verbundenen hohen ökonomischen Aufwand zu rechtfertigen, ist es selbstverständlich notwendig, sie gezielt dort einzusetzen, wo ihr Prinzip einen echten, für die Therapie wichtigen Informationsgewinn verspricht und die konventionellen Diagnostikmethoden nicht zum Ziel geführt haben bzw. mit einem hohen Risiko für den Patienten verbunden sind. Die durch sie hervorgerufene Strahlenbelastung entspricht der Strahlenbelastung durch konventionelle Röntgenuntersuchungen, so daß ihr Einsatz, besonders wegen ihres großen Gewinns auch strahlenbiologisch gerechtfertigt ist.

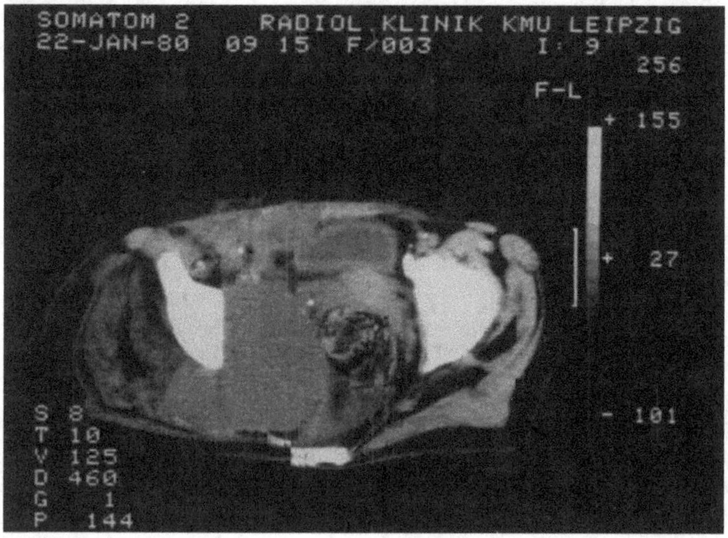

Abb. 41. Aus dem kleinen Becken in die Gesäßweichteile vordringendes Sarkom

Während die Entwicklung der klinischen Anwendung der Computertomographie rasch voranschreitet, darf mit aller Vorsicht angenommen werden, daß ihre technische Entwicklung einen Stand erreicht hat, der in den nächsten Jahren nur noch in kleinen Schritten vorangetrieben werden kann. In erster Linie ist hier an eine weitere Verbesserung der Rechen- und Auswerteprogramme und an eine unmittelbare Übertragung der Meßwerte mehrerer Schichten in rechnergestützte Bestrahlungsplanungssysteme für eine dreidimensionale Bestrahlungsplanung zu denken. Wesentliche Verbesserungen des räumlichen Auflösungsvermögens oder entscheidende Verkürzungen der Abtastzeit werden ohne sehr hohe Kosten und eine höhere Strahlenbelastung nicht zu erreichen sein. Dagegen erscheint es dringend wünschenswert und wohl auch technisch realisierbar, daß die bisher noch unbefriedigende Archivierung digitaler Bilddaten in absehbarer Zeit deutlich verbessert wird.

Bei allen derartigen Überlegungen erscheint es aber auch notwendig, auf andere, in rascher Entwicklung begriffene bildgebende Verfahren hinzuweisen, die über kurz oder lang die Computertomographie ergänzen oder auf einigen Teilgebieten vielleicht sogar entlasten können. Hierzu gehört die Emissionscomputertomographie zur Darstellung von Radionuklidverteilungen im Körperquerschnitt und vor allem die Ultraschalldiagnostik, die als strahlenfreies Verfahren bereits jetzt eine große praktische Bedeutung erlangt hat. Hierher gehört aber auch die Gewinnung von Querschnittsbildern mit Hilfe der magnetischen Kernresonanz, deren weitere Entwicklung und Bedeutung überhaupt noch nicht überschaut werden kann.

Es ist mir eine angenehme Pflicht, meinen Mitarbeitern, voran den Herren Prof. Dr. sc. SCHULZ, Dozent Dr. sc. GURSKY und Dipl.-Chem. PRELL, für ihre Unterstützung zu danken.

LITERATUR

AMBROSE, J.: „Computerized transverse axial scanning (tomography)": Part 2 Clinical application"
Brit. J. Radiol. **46** (1973) 1023–1047

ANGERSTEIN. W. (Herausg.): „Lexikon der radiologischen Technik in der Medizin" 3. Auflage VEB Georg Thieme Leipzig 1979

BUCHMANN, F.: „Wirkungsweise der Algorithmen für moderne CT-Abbildungssysteme"
Röntgenstrahlen H. 34 (1976) 4–14

BUCHMANN, F.: „Computer-Tomographie-Systeme anwendungsorientiert"
Röntgenstrahlen H. 37 (1977) 24–29

CORMACK, A. M.: „Representation of a function by its line integrals with some radiological applications I"
J. Appl. Phys. **34** (1963) 2722–2727

CORMACK, A. M.: „Representation of a function by its line integrals with some radiological application II"
J. Appl. Phys. **35** (1964) 2908–2913

EGGERT, J.: „Die Theorie des Röntgenbildes" in H. R. SCHINZ und Mitherausg.: „Lehrbuch der Röntgendiagnostik" 6. Auflage Bd. I
Georg Thieme Verlag Stuttgart 1965

EGGERT, J., und H. R. SCHINZ: „Einführung in die Röntgenphotographie". S. Hirzel Verlag Zürich 1951

GAMBARELLI, J., G. GUERINEL, L. CHEVROT und M. MATTÈI: „Ganzkörper-Computer-Tomographie. Ein Atlas von Serienschnitten durch den menschlichen Körper. Anatomie — Radiologie — Scanner"
Springer Verlag Berlin — Heidelberg — New York 1977

GREITZ, T.: „1979 Laureates in Physiology or Medicine" Newsletters of the ISR **9** (1980) 3–4

HOUNSFIELD, G. N.: „Computerized transverse axial scanning (tomography): Part I Description of the system"
Brit. J. Radiol. **46** (1973) 1016–1022

LISSNER, J., und W. SCHWARZ: „Technik und Apparatur der Ganzkörper-Computertomographie"
Internist **19** (1978) 559–563

OLDENDORF, W. H.: „Isolated flying spot detection of radiodensity discontinuities displaying the internal structure of a complex object"
IRE Transactions on Bio-medical Electronics **8** (1961) 68–72

PFEILER, M., und G. LINKE: „Computertomographie und konventionelle Radiographie: eine physikalisch-technische Gegenüberstellung"
Radiol. diagn. **20** (1979) 604–617

PFEILER, M.: „Röntgen-Computertomographie; Einführung und Überblick über den Stand der Technik"
Biomed. Technik **25** (1980) 123–133

RADON, J.: „Über die Bestimmung von Funktionen durch ihre Integralwerte längs gewisser Mannigfaltigkeiten"
Ber. Verhandl. Königl. Sächs. Gesellsch. d. Wissensch. Leipzig **69** (1917) 262–277

RÖNTGEN, W. C.: „Über eine neue Art von Strahlen 1. Mitteilung“ Sitzungsber. Würzburger Phys.-Med. Gesellsch. 1895

SAUPE, E., und W. E. BAENSCH: „Die Röntgenbildanalyse“ 2. Auflage Georg Thieme Verlag Stuttgart 1949

ZONNEVELD, F. W.: „Computer Tomography“ Philips Medical Systems Eindhoven 1980

PHILATELIE

Wohnarbeitsgemeinschaft

jeden Mittwoch, 17.00 Uhr, Klub „Dr. E. Correns“, 1034 Berlin, Richard-Sorge-Straße 78

Bezirksarbeiskreis „UdSSR“

„Fälschungen sowjetischer Marken im Zeitraum 1921–1968“ (nach Wowien). Gesprächspartner: Leon Nebenzahl
Dienstag, 22. Mai 1984, 17.00 Uhr, Klub der Werktätigen „Sch. F. Alijew“, 1156 Berlin, Scheffelstraße 8

Bezirksarbeitskreis „Kosmos“

Vortrag: Was ist Kosmospost? Anschließend Tausch
Sonntag, 27. Mai 1984, 9.00 Uhr, Zentralhaus der Jungen Pioniere, Lichtenberg, Parkaue

Betriebsarbeitsgemeinschaft Deutsche Reichsbahn

jeden 1. und 3. Mittwoch im Monat, 16.00 Uhr, Tausch
jeden 1. Sonntag im Monat, 9.00 Uhr, Großtausch
Klubhaus der Eisenbahner „Erich Steinfurth“, Ostbahnhof

(30) WELL BfG 016/84 06

Mittwoch, 2. Mai 1984, 19.00 Uhr, Galerie-Café „Frankfurter Tor"
(Frankfurter Allee/Ecke Warschauer Straße)

LESE-CAFE Nr. 48

Von „kleinen grünen Männchen" und höchst irdischen Dingen

Ein Disput um Science Fiction, Wissenschaftliche Phantastik und Utopische Literatur

Gesprächspartner: Olaf R. Spittel, Literaturwissenschaftler

Leitung: Michael Hinze

Heft 3 Prof. Dr. med. GEORG MERREM, **Die parasagittalen Meningione**
Zum Gedächtnis des Begründers der deutschen Neurochirurgie Prof. Dr. FEDOR KRAUSE 1857–1937
1971. 38 Seiten — 20 Abbildungen — 1 Tabelle — M 10,–

Heft 4 Prof. Dr. MAXIMILIAN KLINKOWSKI, **Epidemien und Pandemien pflanzenpathogener Krankheitserreger in ihrer Beziehung zum Menschen**
1971. 54 Seiten — 41 Abbildungen — 4 Tabellen — 4° — M 10,70

Heft 5 Prof. Dr. GUSTAV E. R. SCHULZE und Dr. PETER PAUFLER, **Die plastische Verformung „spröder" intermetallischer Verbindungen und ihre Elementarprozesse**
1972. 24 Seiten — 14 Abbildungen — 11 Tabellen — 4° — M 5,40

Band 52

Heft 1 Prof. Dr. KURT MOTHES, **Über sekundäre Pflanzenstoffe**
1972. 29 Seiten — 18 Abbildungen — 4° — M 5,50

Heft 2 Prof. Dr. DIETRICH UHLMANN, **Störungen des biologischen Gleichgewichts in Gewässern**
1973. 17 Seiten — 16 Abbildungen — 4° — M 4,50

Heft 3 FELIX LAMPADIUS, **Beitrag zum Nachweis der Wertminderung des Waldes als Folge von Immissionseinwirkung**
1974. 27 Seiten — 4 Abbildungen — 8 Tabellen — 4° — M 6,50

Heft 4 Dr. MANFRED KLOSE, **Beiträge zur D- und V-Struktur von Wasser und speziellen wäßrigen Elektrolytlösungen**
1974. 63 Seiten — 22 Abbildungen — 21 Tabellen — 4° — M 16,–

Heft 5 Prof. Dr. med. HORST HANSON, **Eiweißumsatz und Differenzierungsvorgänge tierische Zellen**
1974, 26 Seiten — 13 Abbildungen — 9 Tabellen — 4° — M 6,–

Band 53

Heft 1 **3. Internationales Symposium über Probleme der Passivität von Metallen**
(Technische Universität Dresden, 29.–31. 5. 1975)
1979. 171 Seiten — 150 Abbildungen, davon 26 auf 10 Tafeln — 27 Tabellen — 4° M 42,–

Heft 2 Prof. Dr. LOTHAR JENTSCH, **Zur Existenz von regulären Lösungen der Elastostatik stückweise homogener Körper mit neuen Kontaktbedingungen an den Trennflächen zwischen zwei homogenen Teilen**
1977. 45 Seiten — 4° — M 18,–

Heft 3 Prof. Dr.-Ing. Dr. h. c. mult. KURT SCHWABE und Dr. CHRISTIAN QUECK, **Freie Überführungsenthalpien von Einzelionen aus Wasser in organische Solventien. Eine kritische Übersicht**
1979. 104 Seiten — 38 Abbildungen — 47 Tabellen — 4° — M 22,–

Heft 4 Dr. KARL STREHMEL, **Näherungsmethoden zur Ermittlung von transsonischen Profilströmungen mit Verdichtungsstößen**
1978. 78 Seiten — 25 Abbildungen — 4° — M 23,–

Band 54

Heft 1 Prof. Dr. phil. ERNST NEEF, **Analyse und Prognose von Nebenwirkungen gesellschaftlicher Aktivitäten im Naturraum**
Mit Beiträgen von A. Bernhardt, K. D. Jäger und K. Mannsfeld
1979. 70 Seiten — 7 Abbildungen — 1 Falttafel — 2 Tabellen — 4° — M 13,50

Heft 2 Dr. GUNTER KABISCH, **Schwingungsspektroskopische und Kernresonanzuntersuchungen an Tetraalkylammoniumsalzlösungen**
1979. 71 Seiten — 29 Abbildungen — 11 Tabellen — 4° — M 14,—

Heft 3 Prof. Dr. DIETRICH UHLMANN, **Künstliche Ökosysteme**
1980. 34 Seiten — 17 Abbildungen — 2 Tabellen — 4° — M 5,50

Heft 4 Prof. Dr. HERMANN BERG, **Der Formenwandel einer DNA-Doppelhelix in Lösung, an der Elektrode und seine molekularbiologische Bedeutung**
1981. 45 Seiten — 40 Abbildungen — 3 Tabellen — 4° — M 8,50

Heft 5 Prof. Dr. MANFRED GERSCH, **Zur Evolution des Hormonsystems im Tierreich**
1982. 33 Seiten — 6 Abbildungen — 12 Tabellen — 4° — M 5,50

Band 55

Heft 1 Prof. Dr. HERBERT JORDAN, **Aug' um Ohr: Goethes Zugang zur Musik**
1982. 39 Seiten — 4 Abbildungen — 4° — M 7,50

Heft 2 Prof. Dr. WILHELM OELSSNER, **Computertomographie**
Eine Übersicht *Vorliegendes Heft*

Bis Band 48 vom Zentralantiquariat der Deutschen Demokratischen Republik, Leipzig, ab Band 49 vom Akademie-Verlag, Berlin, zum Teil noch lieferbar

Bestellungen einzeln oder zur Fortsetzung durch eine Buchhandlung erbeten

AKADEMIE-VERLAG

DDR-1086 Berlin, Leipziger Straße 3—4

MIX
Papier | Fördert gute Waldnutzung
FSC® C083411

Zeitfracht Medien GmbH
Ferdinand-Jühlke-Straße 7
99095 Erfurt, Deutschland
produktsicherheit@kolibri360.de